AYUNO INTERMITENTE Y LIMPIEZA HEPÁTICA

CLAVES PARA PERDER PESO, ENERGIZAR TU
VIDA, DESINTOXICAR TU CUERPO Y
REVITALIZAR TU SALUD

CHRISTINA ARDIANI

EDICIONES ARDIANI

ÍNDICE

Título del Libro: **Ayuno Intermitente y Limpieza Hepática: Claves para Perder Peso, Energizar tu Vida, Desintoxicar tu Cuerpo y Revitalizar tu Salud**

Autor: **Christina Ardiani**

Edición: **Primera Edición, 2023/2024**

Este libro es una obra de no ficción basada en la investigación y experiencias del autor en el ámbito del ayuno intermitente y bienestar general. Aunque se ha realizado un gran esfuerzo para asegurar la precisión de la información contenida en esta publicación, el autor y el editor no asumen responsabilidad por errores, omisiones o interpretaciones diferentes.

Esta publicación está diseñada para proporcionar información sobre el tema tratado. Se vende con el entendimiento de que el editor y el autor no están comprometidos en ofrecer servicios profesionales de salud o asesoramiento médico. Si se requiere asesoramiento médico, nutricional o de otro tipo de expertos, se debe buscar el servicio de un profesional competente.

Editorial: **Ediciones Ardiani**

ISBN: **978-1-956570-51-9**

ACERCA DEL AUTOR

¿Por qué deberías escuchar lo que tengo que decir?

Permíteme presentarme: soy Christina Ardiani, una apasionada experta en salud y nutrición. Mi camino hacia este campo no fue solo por interés académico; fue una verdadera vocación. Me dedico a transformar vidas, guiando a las personas a comprender y armonizar su cuerpo y mente. Creo firmemente en la máxima de 'mente sana en cuerpo sano'.

Para mí, el cuerpo es un templo sagrado, y su cuidado es esencial para liberar el potencial pleno de nuestra mente. Cada libro que escribo es un pedazo de mi alma, una porción de los conocimientos y experiencias acumuladas a lo largo de mi carrera, todo con el objetivo de iluminar tu camino hacia tus metas de salud y bienestar.

¡Así que vamos allá! Prepárate para embarcarte en un viaje transformador hacia una vida más sana y plena

Christina Ardiani

¡SÉ PARTE DE LA COMUNIDAD!

¡Hola, querido/a lector/a! Soy Christina Ardiani, y me gustaría extenderte una invitación muy especial. Al unirte a nuestra lista de correo electrónico, no solo te mantendrás al día con los últimos consejos y estrategias sobre el Ayuno Intermitente, sino que también recibirás beneficios y bonificaciones exclusivas diseñadas solo para nuestros suscriptores. Aquí:

Hazte parte de la comunidad aquí

Y eso no es todo: como agradecimiento por tu apoyo y confianza, te regalaré mi "Guía de 30 Días" sobre Ayuno Intermitente para Principiantes, disponible al final de este libro.

Esta guía es el complemento perfecto para el libro que tienes en tus manos y te ayudará a implementar de manera práctica y efectiva todo lo que estás aprendiendo. Únete a nuestra comunidad y comienza tu viaje hacia un estilo de vida más saludable y equilibrado. ¡Te espero con los brazos abiertos!

INTRODUCCIÓN

Bienvenido a una travesía transformadora hacia el bienestar y la salud óptima. Este libro no es solo una guía, sino un compañero en su camino hacia una vida más plena y saludable. Al abrir estas páginas, te embarcas en un viaje de descubrimiento, donde el ayuno intermitente y la limpieza hepática se convierten en herramientas poderosas para rejuvenecer tu cuerpo y revitalizar tu mente.

El ayuno intermitente, una práctica milenaria, ha resurgido como un pilar de la salud moderna. No se trata simplemente de una dieta, sino de un cambio de paradigma en tu relación con la comida. Al adoptar esta práctica, aprenderás a escuchar a tu cuerpo, a nutrirlo y a darle descanso, permitiéndole repararse y fortalecerse. Los beneficios son amplios: desde la pérdida de peso sostenible hasta mejoras en la salud cardiovascular, pasando por un aumento en la claridad mental y una energía renovada.

Complementando esta práctica, la limpieza hepática emerge como un aliado crucial. Tu hígado, ese laboratorio químico incansable, es el centro de desintoxicación de tu cuerpo. En el mundo contemporáneo, está constantemente expuesto a toxinas y estrés. Aquí aprenderás cómo apoyarlo, cómo limpiarlo y cómo mantenerlo sano, lo que se refleja en una mejora general de tu salud y bienestar.

Esta sinergia entre el ayuno intermitente y la limpieza hepática no solo ofrece beneficios físicos, sino también emocionales y espirituales. Al cuidar de tu cuerpo, también cuidas de tu mente y tu alma, abriéndote a una vida más equilibrada y armoniosa.

Este libro te guiará a través de cada paso, desde los conceptos básicos hasta las estrategias avanzadas, respaldado por la ciencia y enriquecido con experiencias personales. Te invitamos a leer con una mente abierta y un corazón dispuesto a aprender y a cambiar.

No se trata solo de seguir una dieta; es un acto de amor propio y respeto hacia tu cuerpo. Al final de este viaje, no solo habrás transformado tu físico, sino que también habrás adquirido un conocimiento invaluable sobre cómo vivir de manera más saludable y consciente.

Te felicitamos por dar este valiente primer paso. Ahora, sumérgete en estas páginas y comienza a forjar tu camino hacia una vida más sana y vigorosa.

Advertencia de Descargo de Responsabilidad

Antes de sumergirse en el contenido de este libro, es crucial entender que la información proporcionada aquí tiene fines educativos y no pretende sustituir el consejo, diagnóstico o tratamiento médico profesional. Aunque el ayuno intermitente y las prácticas de limpieza hepática han demostrado ser beneficiosos para muchas personas, es importante reconocer que cada individuo es único, y lo que funciona para uno puede no ser adecuado para otro.

Como autor, mi objetivo es compartir conocimientos y experiencias relacionadas con el ayuno intermitente y la limpieza hepática, proporcionando una guía general basada en investigaciones y prácticas comprobadas. Sin embargo, no soy médico ni profesional de la salud, y la información presentada en este libro no debe interpretarse como asesoramiento médico personalizado.

Se insta a los lectores a consultar con un médico o profesional de la salud calificado antes de comenzar cualquier nueva dieta, régimen de ayuno o programa de limpieza hepática, especialmente si tienen condiciones médicas preexistentes, están embarazadas, amamantando, tomando medicamentos, o tienen preocupaciones específicas de salud.

PRIMERA PARTE

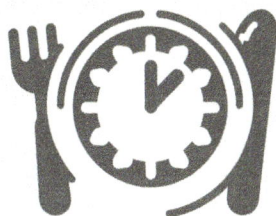

El Ayuno Intermitente

1

INTRODUCCIÓN AL AYUNO INTERMITENTE

Definición y Orígenes Históricos

El ayuno intermitente es más que una simple moda en el mundo de la salud y el bienestar; es una práctica arraigada en la historia humana, un legado de nuestros antepasados. Al comprender su definición y orígenes, te embarcas en un viaje que trasciende el mero acto de comer y no comer.

El Ayuno a lo Largo de la Historia

Desde tiempos inmemoriales, el ayuno ha sido un pilar en muchas culturas y civilizaciones. Los antiguos griegos, incluyendo a figuras como Hipócrates y Platón, promovían el ayuno para mejorar la concentración y la salud física. En muchas tradiciones religiosas, como el cristianismo, el islam y el judaísmo, el ayuno forma parte integral de la práctica espiritual, utilizado como medio para la purificación del cuerpo y el alma.

Pero no solo en el ámbito espiritual y filosófico ha tenido relevancia. Durante la prehistoria, el ayuno no era una elección, sino una parte de la vida cotidiana. Nuestros ancestros cazadores-recolectores experimentaban períodos naturales de ayuno cuando la comida escaseaba, adaptando sus cuerpos para funcionar de manera eficiente tanto en tiempos de abundancia como de escasez.

El Renacer del Ayuno en la Era Moderna

En la actualidad, el ayuno intermitente ha resurgido, no por escasez de alimentos, sino como un antídoto contra los excesos de la alimentación moderna y los estilos de vida sedentarios. En una era donde las enfermedades crónicas como la obesidad, la diabetes tipo 2 y los problemas cardíacos están en aumento, el ayuno intermitente ofrece una forma de restablecer el equilibrio del cuerpo y fomentar un estilo de vida más saludable.

Principios Básicos y Tipos de Ayuno Intermitente

Adentrándonos en los principios del ayuno intermitente, encontramos que su esencia radica en la simplicidad. Al alternar entre períodos de ingesta de alimentos y de ayuno, desencadenamos una serie de procesos fisiológicos beneficiosos.

La Ciencia Detrás del Ayuno

Cuando ayunas, tu cuerpo agota las reservas de glucosa y comienza a quemar grasa como fuente de energía, un proceso conocido como cetosis. Este cambio metabólico no solo ayuda en la pérdida de peso, sino que también mejora la sensibilidad a la insulina, reduce la inflamación y potencia la función cerebral.

Explorando los Métodos de Ayuno Intermitente

Cada método de ayuno intermitente tiene sus características y beneficios únicos, y elegir el correcto depende de tus necesidades individuales, tu estilo de vida y tus objetivos de salud.

El Método 16/8: Este enfoque es ideal para principiantes. Ayunar durante 16 horas seguidas puede sonar desafiante, pero la mayor parte de este período suele transcurrir durante la noche, incluyendo las horas de sueño. La ventana de alimentación de 8 horas ofrece flexibilidad para incorporar comidas nutritivas y equilibradas. Este método es efectivo para la pérdida de peso, mejora de la energía y regulación del azúcar en sangre.

El Ayuno 5:2: Este método es más flexible y puede ser una opción atractiva para quienes encuentran difícil ayunar diariamente. Limitar la ingesta calórica a 500-600 calorías durante dos días a la semana ayuda a reducir la ingesta total de calorías, lo que conduce a la pérdida de peso. Además, este método puede mejorar la resistencia a la insulina y reducir el riesgo de enfermedades crónicas.

Ayuno de Días Alternos: Este es un método más avanzado y puede ser más desafiante. Implica ayunos completos en días alternos, lo que puede ser una herramienta poderosa para la pérdida de peso y la mejora de la resistencia a la insulina. Sin embargo, requiere un alto nivel de compromiso y puede no ser sostenible a largo plazo para todos.

Ayuno de 24 horas: Realizar un ayuno completo de 24 horas una o dos veces a la semana puede tener beneficios significativos en la reducción de la inflamación y la mejora de la salud cardíaca. Este método requiere una planificación cuidadosa para asegurar una nutrición adecuada en los días de alimentación.

BENEFICIOS DEL AYUNO INTERMITENTE

E l ayuno intermitente no es solo un método para controlar el peso; es una poderosa herramienta que puede transformar tu salud y bienestar de múltiples maneras. Al adoptar este patrón alimenticio, podrás descubrir beneficios que van más allá de la báscula, influyendo positivamente en tu salud física, mental y emocional.

Mejoras en la Salud Metabólica y Pérdida de Peso

Uno de los beneficios más evidentes y buscados del ayuno intermitente es la pérdida de peso. Al limitar tu ventana de alimentación, naturalmente reduces tu ingesta calórica, lo que puede conducir a una pérdida de peso sostenible. Pero hay más en la historia que solo contar calorías.

Efecto en el Metabolismo

El ayuno intermitente cambia la forma en que tu cuerpo procesa los alimentos y la energía. Al ayunar, agotas las reservas de glucógeno y obligas a tu cuerpo a quemar grasa para obtener energía, un proceso conocido como cetosis. Este cambio metabólico no solo ayuda a perder grasa, sino que también mejora la sensibilidad a la insulina, reduciendo el riesgo de desarrollar diabetes tipo 2.

Salud Cardiovascular

El ayuno intermitente también puede tener un impacto significativo en la salud de tu corazón. Estudios han mostrado que puede mejorar varios indicadores clave de la salud cardiovascular, como la reducción de la presión arterial, los niveles de colesterol LDL ("malo") y los triglicéridos, mientras aumenta el colesterol HDL ("bueno"). Estos cambios contribuyen a reducir el riesgo de enfermedades cardíacas y accidentes cerebrovasculares.

Efectos en la Salud Mental y Física

El ayuno intermitente va más allá de los beneficios físicos, influenciando también tu bienestar mental y emocional.

Claridad Mental y Concentración

Muchas personas que practican el ayuno intermitente reportan una mejora notable en la claridad mental y la concentración. Este efecto se atribuye a varios factores, incluyendo la reducción de la inflamación y el aumento en la producción de neurotrofinas, que son proteínas que apoyan la función y el crecimiento neuronal.

Mejora en el Estado de Ánimo y Reducción del Estrés

El ayuno puede influir positivamente en tu estado de ánimo y ayudar a reducir el estrés. Al mejorar la regulación de la glucosa y la sensibilidad a la insulina, el ayuno intermitente puede ayudar a estabilizar los niveles de azúcar en sangre, lo que a su vez puede mejorar el estado de ánimo y reducir la irritabilidad. Además, el ayuno incrementa los niveles de endorfinas, mejorando la sensación general de bienestar.

Longevidad y Prevención de Enfermedades

Una de las áreas más emocionantes de investigación en torno al ayuno intermitente es su potencial para aumentar la longevidad y prevenir enfermedades. Estudios en animales han mostrado que el ayuno puede prolongar la vida y reducir la incidencia de enfermedades relacionadas con la edad, como enfermedades neurodegenerativas. Aunque se necesitan más estudios en humanos, estos hallazgos son prometedores.

El ayuno intermitente es más que una moda pasajera; es una

herramienta poderosa para mejorar tu salud de manera integral. Al adoptar esta práctica, no solo estarás dando un paso hacia un peso saludable, sino que también estarás invirtiendo en tu salud a largo plazo, mejorando tu bienestar mental y físico, y posiblemente incluso prolongando tu vida.

1. Mejoras Metabólicas y Pérdida de Peso

El ayuno intermitente es una herramienta excepcionalmente poderosa para alcanzar y mantener un peso saludable, pero su influencia en nuestro cuerpo va mucho más allá de la simple reducción de calorías. Las mejoras metabólicas que conlleva el ayuno intermitente son fundamentales para entender cómo este método puede transformar no solo nuestro peso, sino también nuestra salud general.

El Impacto del Ayuno en el Metabolismo

Cuando hablamos de metabolismo, nos referimos a cómo nuestro cuerpo convierte los alimentos en energía. Durante el ayuno, ocurren cambios significativos en este proceso. Normalmente, nuestro cuerpo utiliza la glucosa (azúcar) de los alimentos como fuente principal de energía. Sin embargo, durante el ayuno, las reservas de glucosa almacenadas en el hígado se agotan rápidamente, generalmente en 12 a 36 horas. Una vez agotadas estas reservas, el cuerpo empieza a buscar fuentes alternativas de energía.

La Cetosis: Quema de Grasas para Energía

Una de estas fuentes alternativas es la grasa. En un estado de ayuno, el cuerpo entra en un modo llamado cetosis, donde comienza a descomponer las grasas almacenadas para obtener energía. Este proceso no solo ayuda en la reducción de la grasa corporal, sino que también tiene efectos beneficiosos sobre el metabolismo en general, incluyendo una mejor regulación del azúcar en la sangre y una mayor sensibilidad a la insulina.

Sensibilidad a la Insulina y Prevención de la Diabetes

La sensibilidad a la insulina es otro aspecto crucial del metabolismo afectado positivamente por el ayuno intermitente. La insulina es una hormona que regula los niveles de glucosa en la sangre. Cuando somos sensibles a la insulina, nuestro cuerpo puede usar la glucosa de manera más efectiva. El ayuno intermitente mejora esta sensibilidad, lo que reduce el riesgo de desarrollar diabetes tipo 2, una condición caracterizada por la resistencia a la insulina.

Pérdida de Peso Sostenible

La pérdida de peso con el ayuno intermitente va más allá de la simple restricción calórica. Al cambiar la forma en que tu cuerpo procesa y utiliza la energía, el ayuno intermitente promueve una pérdida de peso más sostenible y saludable en comparación con las dietas tradicionales de restricción calórica.

Más allá de las Calorías: Cambios Hormonales y Apetito

Durante el ayuno, ocurren cambios hormonales que pueden ayudar a regular el apetito. Hormonas como la grelina, conocida como la "hormona del hambre", se equilibran, lo que puede llevar a una reducción natural del apetito y una disminución en el consumo excesivo de alimentos. Este efecto ayuda a sostener la pérdida de peso a largo plazo, ya que no se basa únicamente en la restricción de alimentos, sino en una adaptación del cuerpo a un nuevo patrón de alimentación.

1. Efectos en la Salud Mental y Física

El ayuno intermitente no solo es una herramienta para mejorar la salud física, sino que también tiene un impacto profundo y positivo en nuestra salud mental y bienestar general. Estos efectos holísticos son lo que hacen del ayuno intermitente una práctica tan poderosa y transformadora.

Mejoras en la Función Cognitiva

El ayuno intermitente puede tener un impacto significativo en nuestra función cerebral y cognición. Durante el ayuno, se producen varios procesos biológicos que contribuyen a mejorar la claridad mental y la concentración.

Neuroplasticidad y Crecimiento Neuronal

El ayuno estimula la producción de factores neurotróficos, como el factor neurotrófico derivado del cerebro (BDNF), que juega un papel crucial en la neuroplasticidad – la capacidad del cerebro para adaptarse y formar nuevas conexiones. Un nivel más alto de BDNF está asociado con una mejor memoria, mayor capacidad de aprendizaje y menor riesgo de trastornos neurodegenerativos como la enfermedad de Alzheimer y el Parkinson.

Reducción de la Inflamación Cerebral

La inflamación cerebral puede afectar negativamente la función cognitiva. El ayuno intermitente ayuda a reducir la inflamación en todo el cuerpo, incluido el cerebro, lo que puede llevar a una mejora en la claridad mental y la capacidad de concentración.

Efectos en el Estado de Ánimo y el Bienestar Emocional

El ayuno intermitente también puede influir de manera positiva en nuestro estado de ánimo y bienestar emocional, a través de una variedad de mecanismos biológicos y psicológicos.

Estabilización de los Niveles de Azúcar en Sangre

La fluctuación en los niveles de azúcar en la sangre puede tener un impacto significativo en nuestro estado de ánimo. El ayuno intermitente mejora la sensibilidad a la insulina y ayuda a regular los niveles de azúcar en la sangre, lo que puede llevar a un estado de ánimo más estable y reducir la irritabilidad asociada con los picos y caídas de glucosa.

Aumento en la Producción de Endorfinas

El ayuno puede aumentar la producción de endorfinas, las "hormonas de la felicidad", en el cerebro. Este aumento en las endorfinas puede mejorar el estado de ánimo general y aumentar la sensación de bienestar.

Mejoras en la Salud Física General

Además de los beneficios cognitivos y emocionales, el ayuno

intermitente también conlleva mejoras significativas en varios aspectos de la salud física.

Mejora de la Salud Digestiva

Al darle a tu sistema digestivo un descanso regular del proceso constante de digestión, el ayuno intermitente puede mejorar la salud gastrointestinal. Esto puede llevar a una mejor absorción de nutrientes, reducción de la inflamación intestinal y alivio de trastornos como el síndrome del intestino irritable.

Fortalecimiento del Sistema Inmunológico

El ayuno intermitente puede fortalecer el sistema inmunológico al reducir la inflamación y eliminar las células dañadas, un proceso conocido como autofagia. Esto puede hacer que el cuerpo sea más resistente a las infecciones y enfermedades.

Los beneficios del ayuno intermitente abarcan mucho más que la pérdida de peso o mejoras en la salud física; también incluyen mejoras significativas en la función cognitiva, el estado de ánimo y el bienestar emocional. Adoptar el ayuno intermitente puede ser una poderosa herramienta para mejorar no solo tu salud física, sino también tu salud mental y emocional, lo que te permite vivir una vida más plena y satisfactoria.

3

METODOLOGÍAS DEL AYUNO INTERMITENTE

E

l ayuno intermitente no es un enfoque de talla única. Existen múltiples metodologías, cada una con sus características y beneficios únicos. Elegir el método adecuado depende de tus objetivos personales, tu estilo de vida y cómo tu cuerpo responde al ayuno. A continuación, exploraremos las metodologías más populares y efectivas del ayuno intermitente.

1. El Método 16/8

El método 16/8, también conocido como el protocolo Leangains, es uno de los enfoques más populares y accesibles del ayuno intermitente. Esta metodología implica ayunar durante 16 horas seguidas y tener una ventana de alimentación de 8 horas.

¿Cómo Funciona?

En el método 16/8, puedes elegir tu ventana de alimentación según tus preferencias y horario. Por ejemplo, si terminas de cenar a las 8 p.m., tu próxima comida sería al mediodía del día siguiente.

Durante las 16 horas de ayuno, debes abstenerse de consumir alimentos calóricos, aunque puedes beber agua, café y té sin azúcar.

Beneficios y Consejos para el Éxito

Este método es excelente para la pérdida de peso, la mejora de la sensibilidad a la insulina y la optimización de la salud metabólica. Para tener éxito con el 16/8, es importante planificar comidas nutritivas y equilibradas durante la ventana de alimentación, asegurándote de obtener todos los nutrientes esenciales.

2. El Ayuno 5:2

El ayuno 5:2 implica comer normalmente durante 5 días de la semana y limitar la ingesta calórica a 500-600 calorías en los otros 2 días, que no deben ser consecutivos.

Implementación del 5:2

En los días de ayuno, se recomienda distribuir las 500-600 calorías en dos comidas pequeñas. Esto no solo ayuda a controlar el hambre, sino que también mantiene tus niveles de energía. Durante los días de alimentación normal, debes comer de manera saludable y equilibrada, evitando el exceso de calorías.

Ventajas y Consideraciones

El método 5:2 es ideal para quienes buscan una pérdida de peso sostenible y mejoras en los marcadores de salud sin la necesidad de ayunar a diario. Es importante escuchar a tu cuerpo y ajustar la ingesta calórica en los días de ayuno si es necesario.

3. Ayuno de Días Alternos

Este método implica alternar entre días de ayuno completo y días de alimentación normal. En los días de ayuno, se recomienda no consumir más de 500 calorías, mientras que en los días de alimentación puedes comer normalmente.

Cómo Practicar el Ayuno de Días Alternos

Para comenzar con el ayuno de días alternos, es útil planificar con anticipación, especialmente para los días de ayuno. En estos días, elige alimentos ricos en nutrientes y bajos en calorías para maximizar la saciedad.

Beneficios y Desafíos

Esta forma de ayuno intermitente puede ser efectiva para la pérdida de peso rápida y mejorar la resistencia a la insulina. Sin embargo, puede ser más desafiante mantener a largo plazo debido a la naturaleza restrictiva de los días de ayuno.

4. Ayuno de 24 horas

El ayuno de 24 horas, también conocido como "Eat-Stop-Eat", implica ayunar durante un día entero, una o dos veces a la semana. Por ejemplo, si cenas a las 6 p.m., no volverás a comer hasta las 6 p.m. del día siguiente.

Implementación y Consejos

Es esencial comenzar gradualmente con este método, posiblemente ayunando una vez a la semana y aumentando según cómo te sientas. Durante el ayuno, es importante mantenerse hidratado y ocupado para manejar el hambre.

. . .

Impacto y Recomendaciones

Este método es poderoso para la pérdida de peso y tiene beneficios potenciales en la longevidad y la reducción del riesgo de enfermedades crónicas. Sin embargo, requiere una voluntad firme y una buena planificación. Es vital escuchar a tu cuerpo y no excederse, especialmente si eres nuevo en el ayuno intermitente.

Beneficios del Ayuno de 24 Horas

Además de la pérdida de peso, el ayuno de 24 horas puede mejorar la salud cardiovascular, reducir la inflamación y aumentar la resistencia celular al estrés. Estos beneficios se deben a la intensidad del ayuno, que permite que el cuerpo entre en un estado más profundo de reparación y renovación.

Elegir la metodología de ayuno intermitente adecuada es un proceso personal y depende de tus objetivos, tu estilo de vida y cómo tu cuerpo responde al ayuno. Puede ser útil experimentar con diferentes métodos para encontrar el que mejor se adapte a tus necesidades.

Recuerda, el ayuno intermitente no es solo una herramienta para perder peso, sino una práctica para mejorar la salud en general. Al integrar el ayuno en tu vida, no solo estás adoptando un patrón alimenticio, sino también comprometiéndote con un estilo de vida más saludable y consciente.

16/8: Ayuno y Ventana de Alimentación

El método 16/8 de ayuno intermitente se ha convertido en una de las formas más populares y accesibles de ayuno, gracias a su equilibrio entre flexibilidad y efectividad. Este enfoque implica ayunar durante 16 horas cada día y comer durante una ventana de 8 horas.

Aquí exploramos en detalle cómo implementarlo, sus beneficios y consejos para su éxito.

Fundamentos del Método 16/8

¿Qué Implica el 16/8?

Este método divide el día en dos partes: un período de ayuno de 16 horas y una ventana de alimentación de 8 horas. Durante las 16 horas de ayuno, se evita la ingesta de alimentos calóricos, aunque se permiten bebidas no calóricas como agua, café y té sin azúcar o leche.

Elección de la Ventana de Alimentación

La ventana de alimentación puede adaptarse según tus horarios y preferencias personales. Por ejemplo, si prefieres desayunar, podrías empezar a comer a las 9 a.m. y terminar a las 5 p.m. Si eres más de cenar, podrías empezar a comer a mediodía y terminar a las 8 p.m.

Implementación Práctica del 16/8

Comenzando con el 16/8

Si eres nuevo en el ayuno intermitente, puede ser útil comenzar gradualmente. Podrías empezar acortando tu ventana de alimentación a 10 horas y luego reducirla progresivamente a 8 horas.

Planificación de las Comidas

Durante la ventana de alimentación, es crucial enfocarse en comidas nutritivas y balanceadas. Aunque el 16/8 no especifica qué alimentos comer, para obtener los máximos beneficios, debes enfocarte en una dieta rica en verduras, frutas, proteínas magras, grasas saludables y carbohidratos integrales.

. . .

Beneficios del Método 16/8

Pérdida de Peso y Control del Apetito

Uno de los beneficios más notables del 16/8 es la pérdida de peso. Al reducir la ventana de alimentación, naturalmente disminuyes tu ingesta calórica. Además, el ayuno puede aumentar la sensibilidad a la insulina y cambiar la manera en que tu cuerpo utiliza la grasa almacenada, favoreciendo la pérdida de peso.

Mejoras Metabólicas

El 16/8 puede mejorar varios marcadores metabólicos, incluyendo niveles de azúcar en la sangre, presión arterial y colesterol. Estos cambios contribuyen a un menor riesgo de enfermedades crónicas como la diabetes tipo 2 y enfermedades cardíacas.

Efectos en la Salud Cerebral

El ayuno intermitente, incluyendo el 16/8, puede tener efectos positivos en la salud cerebral. Se ha demostrado que mejora la función cognitiva, aumenta la neuroplasticidad y reduce el riesgo de trastornos neurodegenerativos.

Consejos para Maximizar los Beneficios del 16/8

Mantenerse Hidratado

Durante el período de ayuno, es esencial mantenerse bien hidratado. El agua, el té y el café sin azúcar son excelentes opciones para mantenerse hidratado y pueden ayudar a manejar el apetito.

Escuchar a Tu Cuerpo

Es importante escuchar a tu cuerpo durante el ayuno. Si te sientes débil, mareado o tienes otros síntomas preocupantes, es crucial ajustar tu ventana de alimentación o consultar con un profesional de la salud.

Combinación con Ejercicio

El ejercicio regular puede complementar los beneficios del método 16/8. La actividad física no solo ayuda en la pérdida de peso sino que también mejora la salud metabólica y el bienestar general.

Evitar el Comer en Exceso

Durante la ventana de alimentación, evita la tentación de comer en exceso. Concentrarte en comidas balanceadas y nutritivas puede prevenir el consumo excesivo y asegurar que tu cuerpo reciba los nutrientes que necesita.

El método 16/8 de ayuno intermitente ofrece una combinación única de flexibilidad y efectividad, lo que lo hace atractivo para muchas personas que buscan mejorar su salud y estilo de vida. Al seguir este patrón alimenticio, puedes experimentar una amplia gama de beneficios para la salud, desde la pérdida de peso hasta mejoras en la función cerebral.

Estrategias para la Adaptación y el Éxito a Largo Plazo
Adaptación Gradual

Para muchos, la adaptación al ayuno de 16 horas puede ser un desafío al principio. Es importante comenzar lentamente y permitir que tu cuerpo se acostumbre al nuevo régimen. Puedes empezar por retrasar el desayuno una hora y luego ir aumentando progresivamente el tiempo de ayuno.

. . .

Planificación de Comidas y Nutrición

Planificar tus comidas puede ser crucial para el éxito. Asegúrate de que tus comidas estén bien balanceadas, incluyendo una buena mezcla de proteínas, grasas y carbohidratos, junto con una variedad de vitaminas y minerales. Esto no solo te ayudará a sentirte satisfecho durante el período de ayuno, sino que también asegurará que estás nutriendo adecuadamente tu cuerpo.

Escuchar las Señales de Hambre

Aprender a distinguir entre el hambre real y el hábito de comer es vital. El ayuno intermitente puede ayudarte a sintonizar más estrechamente con las señales de hambre de tu cuerpo, permitiéndote responder a ellas de manera más consciente y saludable.

Apoyo y Comunidad

Unirse a una comunidad o buscar apoyo de amigos o familiares que también practican el ayuno intermitente puede proporcionar motivación adicional y consejos prácticos. Compartir experiencias y desafíos puede hacer que el proceso sea más manejable y agradable.

Consideraciones Especiales

Escucha a Tu Cuerpo

Si bien el método 16/8 tiene muchos beneficios, no es adecuado para todos. Si tienes condiciones médicas preexistentes, estás embarazada, amamantando o tienes antecedentes de trastornos alimentarios, es esencial consultar con un profesional de la salud antes de comenzar cualquier régimen de ayuno.

Flexibilidad

La flexibilidad es clave en el método 16/8. Puede haber días en los que necesites ajustar tu ventana de alimentación debido a eventos sociales, viajes o simplemente por cómo te sientes ese día. Ser flexible y adaptarse a estas situaciones te ayudará a mantener el ayuno intermitente como un cambio de estilo de vida sostenible.

EL MÉTODO 16/8 del ayuno intermitente es una poderosa herramienta para mejorar tu salud, perder peso y aumentar tu energía y claridad mental. Al integrar este método en tu vida con un enfoque equilibrado y consciente, puedes disfrutar de sus numerosos beneficios mientras mantienes un estilo de vida saludable y satisfactorio.

PLANES PARA APLICAR **este método (semanalmente)**

AQUÍ TIENES tres ejemplos de planes de comidas semanales diseñados para alguien que está comenzando con el método 16/8 de ayuno intermitente. Cada plan se centra en un enfoque nutricional diferente, ofreciendo variedad y equilibrio.

PLAN 1: **Dieta Mediterránea**
      Lunes a Domingo (Ventana de Alimentación: 12 p.m. - 8 p.m.)

12 P.M.: Almuerzo - Ensalada de espinacas con tomate, pepino, aceitunas, queso feta y aceite de oliva; pechuga de pollo a la parrilla.
      4 p.m.: Merienda - Un puñado de almendras y una pieza de fruta (como una manzana o una pera).
      8 p.m.: Cena - Salmón al horno con brócoli al vapor y quinoa.

PLAN 2: **Dieta Basada en Plantas**

Lunes a Domingo (Ventana de Alimentación: 10 a.m. - 6 p.m.)

10 A.M.: Almuerzo - Buddha bowl con arroz integral, garbanzos asados, aguacate, zanahoria rallada, col roja y aderezo de tahini.

2 p.m.: Merienda - Hummus con palitos de zanahoria y apio.

6 p.m.: Cena - Curry de lentejas con espinacas y arroz integral.

PLAN 3: Dieta Baja en Carbohidratos

Lunes a Domingo (Ventana de Alimentación: 1 p.m. - 9 p.m.)

1 P.M.: Almuerzo - Ensalada Cobb con pollo, huevo duro, aguacate, queso azul, tocino y aderezo ranch.

5 p.m.: Merienda - Queso cottage con frutos rojos.

9 p.m.: Cena - Filete de ternera con espárragos asados y ensalada de rúcula.

Notas Generales

Hidratación: Beber agua a lo largo del día es crucial, especialmente durante las horas de ayuno. También puedes incluir café y té sin azúcar.

AJUSTES PERSONALIZADOS: Estos planes son solo ejemplos y pueden ajustarse según tus necesidades calóricas, preferencias alimenticias y objetivos de salud.

BALANCE NUTRICIONAL: Cada plan busca ofrecer un equilibrio de macronutrientes (proteínas, grasas, carbohidratos) y una abundancia de micronutrientes (vitaminas y minerales).

. . .

Escucha a Tu Cuerpo: Es importante escuchar a tu cuerpo y ajustar las porciones y los tipos de alimentos según cómo te sientas.

Estos planes están diseñados para ser fáciles de seguir y nutritivos, ofreciendo una buena base para aquellos que comienzan con el método 16/8 de ayuno intermitente. Recuerda que la consulta con un nutricionista o profesional de la salud es recomendable antes de iniciar cualquier cambio significativo en tu dieta o patrón alimenticio.

Implementacion del Plan 16/8 para extenderlo a 30 dias de acción

Semana 1: Introducción y Adaptación
Objetivo: Familiarizarse con el ayuno 16/8 y empezar a adaptar tu cuerpo al nuevo horario de comidas.
Acción: Empieza con el Plan 1 (Dieta Mediterránea). Sigue el plan de comidas diariamente, ajustando las porciones según tu hambre y nivel de energía.
Consejo: Mantén un diario de alimentos para registrar cómo te sientes física y emocionalmente.

Semana 2: Consolidación
Objetivo: Reforzar la rutina de ayuno y comenzar a experimentar con diferentes tipos de alimentos.
Acción: Continúa con el Plan 1 o cambia al Plan 2 (Dieta Basada en Plantas) para introducir variedad. Observa cómo diferentes alimentos afectan tu energía y saciedad.
Consejo: Presta atención a cómo te sientes durante las horas de ayuno y ajusta tu ventana de alimentación si es necesario.

. . .

Semana 3: **Exploración y Ajuste**

Objetivo: Experimentar con diferentes enfoques dietéticos y ajustar el plan según tus preferencias y objetivos.

Acción: Prueba el Plan 3 (Dieta Baja en Carbohidratos) o vuelve a uno de los planes anteriores. Experimenta con intercambiar comidas de diferentes planes.

Consejo: Escucha a tu cuerpo. Si una dieta te hace sentir particularmente bien, considera mantenerla por más tiempo.

Semana 4: **Evaluación y Planificación a Largo Plazo**

Objetivo: Evaluar tu experiencia y planificar cómo incorporar el ayuno 16/8 en tu vida a largo plazo.

Acción: Elige el plan que más te haya gustado o combina elementos de los diferentes planes. Empieza a pensar en cómo puedes continuar con esta práctica después de los 30 días.

Consejo: Reflexiona sobre los cambios en tu peso, energía, sueño y bienestar general. Decide qué aspectos de los planes de comidas quieres mantener y cuáles modificar.

Consejos Generales para los 30 Días

Flexibilidad: No dudes en hacer ajustes en los planes de comidas para satisfacer tus gustos y necesidades nutricionales. La flexibilidad es clave para el éxito a largo plazo.

Hidratación: Mantén una buena hidratación durante todo el día, especialmente durante el período de ayuno.

Escucha a Tu Cuerpo: Si sientes demasiada hambre, fatiga o cualquier malestar, ajusta tu ventana de alimentación o las porciones de comida.

. . .

CONSISTENCIA: Trata de ser lo más consistente posible con tus horarios de ayuno y alimentación, pero también sé gentil contigo mismo si necesitas hacer ajustes.

APOYO: Busca el apoyo de amigos, familiares o comunidades en línea que también practiquen el ayuno intermitente.

SIGUIENDO ESTOS PASOS Y CONSEJOS, podrás incorporar el método 16/8 en tu rutina diaria de manera efectiva y disfrutar de sus beneficios a largo plazo. Recuerda que estos planes son guías y deben adaptarse a tus circunstancias personales y objetivos de salud.

FUNDAMENTOS DEL MÉTODO 5:2

EL MÉTODO 5:2 se basa en un patrón semanal donde se come normalmente durante cinco días y se limita significativamente la ingesta calórica en dos días no consecutivos. Estos días de ayuno no implican un ayuno total, sino una reducción considerable de calorías.

ESTRUCTURA de la Semana en 5:2

Días de Alimentación Normal (5 días a la semana): Durante estos días, comes de manera habitual, sin restricciones calóricas específicas. Sin embargo, se recomienda seguir una dieta balanceada y nutritiva.

Días de Ayuno Parcial (2 días a la semana): En estos días, limitas tu ingesta calórica a aproximadamente 500-600 calorías. Los días de ayuno deben ser no consecutivos para evitar fatiga y asegurar una mejor adherencia al plan.

Implementación Práctica del 5:2

Elección de los Días de Ayuno

La flexibilidad es una ventaja clave del 5:2. Puedes elegir los días de ayuno según tu horario y compromisos sociales. Muchas personas prefieren seleccionar días laborables para el ayuno, ya que estar ocupados puede ayudar a distraerse del hambre.

Planificación de Comidas en Días de Ayuno

En los días de ayuno, es esencial planificar cuidadosamente tus comidas para asegurarte de que estás obteniendo el máximo valor nutricional de las 500-600 calorías permitidas. Es recomendable incluir alimentos ricos en proteínas y fibra para aumentar la saciedad.

Ejemplos de Comidas para Días de Ayuno

Desayuno: Un huevo cocido con una rebanada de pan integral tostado.

Comida: Sopa de verduras casera baja en calorías.

Cena: Ensalada de pollo a la parrilla con una gran cantidad de verduras verdes.

Beneficios del Método 5:2

Pérdida de Peso y Mantenimiento

El 5:2 es efectivo para la pérdida de peso y el mantenimiento a largo plazo. Al reducir la ingesta calórica dos días a la semana, se crea un déficit calórico que puede conducir a una pérdida de peso sostenida.

Mejoras Metabólicas

Estudios sugieren que el 5:2 puede mejorar la sensibilidad a la insulina y reducir los niveles de grasa en la sangre, lo que es beneficioso para la salud metabólica y puede reducir el riesgo de enfermedades crónicas como la diabetes tipo 2.

· · ·

FLEXIBILIDAD Y SOSTENIBILIDAD

Para muchas personas, el método 5:2 es más sostenible a largo plazo en comparación con el ayuno diario, ya que solo requiere moderación en dos días a la semana, permitiendo una mayor flexibilidad.

CONSEJOS PARA MAXIMIZAR los Beneficios del 5:2

HIDRATACIÓN

Mantenerse bien hidratado es crucial, especialmente en los días de ayuno. Beber agua, té de hierbas y café sin azúcar puede ayudar a controlar el hambre.

ESCUCHA A TU CUERPO

Es importante escuchar a tu cuerpo y ajustar la ingesta calórica si te sientes demasiado débil o mareado. El objetivo es encontrar un equilibrio que sea desafiante pero sostenible.

COMBINACIÓN CON EJERCICIO

El ejercicio regular es compatible con el método 5:2 y puede mejorar los resultados de pérdida de peso y bienestar general. Sin embargo, se recomienda evitar entrenamientos intensos en días de ayuno para evitar fatiga.

EVITAR el Comer en Exceso en Días No Ayuno

Aunque no hay restricciones calóricas en los días no ayuno, es importante evitar el comer en exceso. Mantener una dieta balanceada y saludable en estos días es clave para el éxito del método 5:2.

Consideraciones Especiales

Al igual que con cualquier método de ayuno, es importante considerar tu salud

individual y circunstancias personales antes de comenzar con el método 5:2. Aquí están algunas consideraciones adicionales y consejos para asegurar una práctica segura y efectiva del ayuno 5:2.

Consideraciones de Salud

Si tienes condiciones médicas preexistentes, especialmente aquellas relacionadas con la regulación del azúcar en la sangre, es crucial consultar con un profesional de la salud antes de comenzar. Esto también se aplica si estás embarazada, amamantando, o tienes un historial de trastornos alimentarios.

Nutrición Equilibrada

En los días no ayuno, es esencial no solo evitar el exceso de comida, sino también enfocarse en una nutrición equilibrada. Una dieta rica en frutas, verduras, proteínas magras, grasas saludables y carbohidratos integrales proporcionará los nutrientes necesarios para mantener tu energía y salud general.

Escucha las Señales de Hambre

El ayuno 5:2 puede ayudarte a ser más consciente de tus señales de hambre y saciedad. Aprender a distinguir entre el hambre física y el comer emocional o por hábito es una habilidad valiosa que puede mejorar tu relación con la comida.

· · ·

Ajustes y Flexibilidad

Es posible que necesites ajustar tus días de ayuno inicialmente para encontrar lo que mejor funciona para ti. Algunas personas pueden encontrar que ayunar durante los fines de semana es más fácil, mientras que otras prefieren días laborables. La clave es la flexibilidad y encontrar un patrón que se adapte a tu estilo de vida.

Monitoreo y Ajuste

Monitorea tus progresos, no solo en términos de pérdida de peso, sino también en cómo te sientes en general. Si notas que te sientes demasiado fatigado o irritable, o si tu rendimiento en el trabajo o en tus actividades diarias disminuye, es importante reevaluar y ajustar tu enfoque.

Integración a Largo Plazo

Considera el ayuno 5:2 como parte de un cambio de estilo de vida a largo plazo, más que como una solución rápida para perder peso. La sostenibilidad a largo plazo es crucial para mantener los beneficios de salud obtenidos.

El método 5:2 de ayuno intermitente es una estrategia flexible y efectiva que puede adaptarse a diferentes estilos de vida y objetivos de salud. Al incorporar días de ayuno parcial en tu rutina, puedes disfrutar de los beneficios de la pérdida de peso, mejoras metabólicas y un mayor bienestar general, todo ello manteniendo un enfoque equilibrado y sostenible hacia la alimentación y la salud.

Ejemplos de Planes para tomar acción

. . .

AQUÍ TIENES tres ejemplos de planes de comidas semanales para el método 5:2 de ayuno intermitente, cada uno con un enfoque dietético diferente. Estos planes están diseñados para una persona que está comenzando con el 5:2, proporcionando opciones de comidas para los días de ayuno (limitados a 500-600 calorías) y días de alimentación normal.

PLAN 1: Dieta Mediterránea
Días de Alimentación Normal (5 días)

COMIDAS regulares con énfasis en verduras, frutas, granos enteros, legumbres, pescado, aceite de oliva y cantidades moderadas de carne y productos lácteos.
Días de Ayuno (2 días - 500-600 calorías)

DESAYUNO: Yogur griego bajo en grasa con un poco de miel y almendras (150 calorías).

Comida: Ensalada de atún con lechuga, tomate y un chorrito de limón (200 calorías).

Cena: Verduras asadas con hierbas y un poco de aceite de oliva (250 calorías).

PLAN 2: Dieta Basada en Plantas
Días de Alimentación Normal (5 días)

ENFÓCATE EN ALIMENTOS VEGETALES INTEGRALES, incluyendo frutas, verduras, granos integrales, legumbres, nueces y semillas.
Días de Ayuno (2 días - 500-600 calorías)

. . .

DESAYUNO: Un batido de espinaca, plátano y proteína de guisante (150 calorías).

Comida: Ensalada de quinoa con tomate cherry, pepino y aderezo de limón (200 calorías).

Cena: Sopa de lentejas (200-250 calorías).

PLAN 3: **Dieta Baja en Carbohidratos**

Días de Alimentación Normal (5 días)

COMIDAS CENTRADAS EN PROTEÍNAS MAGRAS, grasas saludables y vegetales bajos en carbohidratos, limitando los granos, azúcares y alimentos altos en carbohidratos.

Días de Ayuno (2 días - 500-600 calorías)

DESAYUNO: Un huevo cocido (70 calorías).

Comida: Ensalada de pollo con espinacas, aguacate y aderezo bajo en calorías (250 calorías).

Cena: Salmón al vapor con brócoli (180 calorías).

Consejos Generales

Hidratación: Bebe abundante agua durante los días de ayuno y alimentación normal. También puedes tomar café y té sin azúcar.

FLEXIBILIDAD: Estos planes son guías y pueden ser ajustados según tus preferencias y necesidades nutricionales.

BALANCE NUTRICIONAL: Asegúrate de incluir una variedad de alimentos para obtener una gama completa de nutrientes esenciales.

. . .

Planificación: Planifica tus comidas con anticipación, especialmente en los días de ayuno, para evitar la tentación de consumir alimentos fuera del límite calórico establecido.

Monitoreo: Presta atención a cómo te sientes. Si experimentas fatiga o debilidad, considera ajustar tu ingesta calórica o consulta a un profesional de la salud.

Estos planes están diseñados para ser fácilmente integrados en la rutina semanal de un principiante en el ayuno 5:2, proporcionando una base nutritiva y sostenible para este método de ayuno intermitente.

Implementacion del Plan 5:2 para extenderlo a 30 dias de acción

Para aplicar estos planes de comidas del método 5:2 durante 30 días, es importante adoptar un enfoque estructurado y flexible. Aquí te presento una guía paso a paso para incorporar estos planes en tu rutina diaria y extenderlos de manera efectiva a lo largo de un mes:

Semana 1: **Introducción y Adaptación**
     Objetivo: Acostumbrarte al patrón de ayuno 5:2 y comenzar a experimentar con las comidas en los días de ayuno.
     Acción: Empieza con el Plan 1 (Dieta Mediterránea). Elige dos días no consecutivos como tus días de ayuno (por ejemplo, martes y jueves) y sigue las recomendaciones de comidas bajas en calorías para esos días.
     Consejo: Anota cómo te sientes durante los días de ayuno y alimentación normal para entender mejor tu respuesta al ayuno.

. . .

SEMANA 2: **Ajuste y Variación**

Objetivo: Continuar con la rutina de ayuno y empezar a probar diferentes tipos de alimentos en los días de ayuno.

Acción: Mantén los mismos días de ayuno y prueba el Plan 2 (Dieta Basada en Plantas) para tus días de ayuno. Esto te ayudará a experimentar con diferentes fuentes de nutrientes.

Consejo: Si sientes que algún día de ayuno es particularmente difícil, considera cambiar el día para la semana siguiente.

SEMANA 3: **Profundización y Compromiso**

Objetivo: Consolidar tu práctica del ayuno 5:2 y hacer ajustes basados en tus experiencias.

Acción: Continúa con tus días de ayuno establecidos. Experimenta con el Plan 3 (Dieta Baja en Carbohidratos) durante tus días de ayuno, observando cómo tu cuerpo responde a diferentes tipos de dietas.

Consejo: Presta atención a cómo te sientes en tus días de alimentación normal. Asegúrate de no compensar en exceso los días de ayuno comiendo demasiado.

SEMANA 4: **Evaluación y Planificación a Futuro**

Objetivo: Evaluar tu experiencia y planificar cómo mantener el ayuno 5:2 como parte de tu estilo de vida.

Acción: Elige el plan de comidas que mejor se haya adaptado a ti para tus días de ayuno. Empieza a pensar en cómo puedes seguir con esta práctica después de los 30 días.

Consejo: Reflexiona sobre los cambios que has experimentado en términos de energía, apetito y bienestar general.

Consejos Generales para los 30 Días

Consistencia: Mantén la consistencia en tus días de ayuno para establecer un hábito.

HIDRATACIÓN: La hidratación es clave, especialmente en los días de ayuno. Bebe suficiente agua y permite bebidas no calóricas para ayudar a controlar el hambre.

ESCUCHA A TU CUERPO: Si experimentas algún malestar significativo, considera ajustar la cantidad de calorías en tus días de ayuno o cambiar tus días de ayuno.

NUTRICIÓN EQUILIBRADA: En tus días de alimentación normal, enfócate en una dieta equilibrada y nutritiva para garantizar que tu cuerpo reciba todos los nutrientes necesarios.

FLEXIBILIDAD Y AJUSTES: No dudes en hacer ajustes en tus días de ayuno o en la elección de tus comidas basándote en cómo te sientes y en tu progreso.

SIGUIENDO ESTA GUÍA, podrás integrar el método 5:2 en tu vida de una manera que sea sostenible y efectiva. Recuerda, la clave es adaptar el ayuno a tus necesidades individuales y estilo de vida, y siempre es recomendable consultar con un profesional de la salud antes de hacer cambios significativos en tu dieta o rutina de ayuno.

OTROS MÉTODOS de Ayuno Intermitente

. . .

ADEMÁS DE LOS populares métodos 16/8 y 5:2, hay varias otras formas de practicar el ayuno intermitente. Cada uno tiene sus características y beneficios únicos. A continuación, exploramos algunos de estos métodos alternativos:

1. Ayuno de Días Alternos
¿En qué consiste?

EL AYUNO de Días Alternos implica alternar días de ayuno completo con días de alimentación normal. En los días de ayuno, se recomienda no consumir más de 500 calorías, mientras que en los días de alimentación se puede comer normalmente.

Ejemplo

DÍA DE AYUNO: Un batido de proteínas por la mañana y una ensalada ligera por la tarde.

Día de Alimentación Normal: Tres comidas regulares y equilibradas.

Beneficios

PROMUEVE LA PÉRDIDA de peso significativa y mejora la sensibilidad a la insulina.

Puede mejorar la salud cardiovascular y reducir la inflamación.

Ayuda a mejorar la disciplina y el control sobre los hábitos alimenticios.

2. Ayuno de 24 Horas (Eat-Stop-Eat)
¿En qué consiste?

. . .

EL AYUNO DE 24 HORAS, también conocido como "Eat-Stop-Eat", implica ayunar durante un día entero, una o dos veces a la semana. Durante el período de ayuno, no se consume ninguna comida, aunque se permiten bebidas no calóricas.

Ejemplo

SI CENAS A LAS 6 P.M., no volverás a comer hasta las 6 p.m. del día siguiente.

Beneficios

PROMUEVE LA PÉRDIDA de peso y la mejora de los marcadores metabólicos.

Puede aumentar la longevidad y mejorar la salud celular gracias a la autofagia (reciclaje celular).

Mejora la disciplina y ofrece una forma sencilla de reducir la ingesta calórica semanal.

3. Ayuno Espontáneo de Comidas

¿En qué consiste?

EL AYUNO Espontáneo de Comidas consiste en saltarse comidas de forma espontánea, cuando no se tiene hambre o por conveniencia. No hay un esquema fijo; simplemente se omite una o más comidas según lo sienta el cuerpo.

Ejemplo

SALTARSE el desayuno y comer solo almuerzo y cena.

Beneficios

· · ·

FLEXIBILIDAD Y ADAPTABILIDAD a cualquier estilo de vida.

Reduce la ingesta calórica total sin necesidad de seguir un horario de ayuno estricto.

Mejora la sintonización con las señales de hambre y saciedad naturales del cuerpo.

4. El Método del Guerrero (Warrior Diet)
¿En qué consiste?

LA DIETA del Guerrero implica ayunar durante 20 horas cada día y comer una gran comida durante una ventana de 4 horas, generalmente por la noche.

Ejemplo

DURANTE EL DÍA, se pueden consumir pequeñas cantidades de alimentos crudos (frutas y verduras) y por la noche, se realiza una gran comida que incluye proteínas, vegetales y carbohidratos.

Beneficios

FAVORECE la pérdida de peso y la mejora de la composición corporal.

Puede aumentar la energía y mejorar la concentración durante las horas de ayuno.

Ayuda a desarrollar una mejor relación con la comida, enfocándose en comidas más satisfactorias y nutritivas.

5. Método OMAD (One Meal A Day)
¿En qué consiste?

. . .

OMAD SIGNIFICA "UNA COMIDA AL DÍA" y es una forma extrema de ayuno intermitente donde toda la ingesta calórica del día se consume en una sola comida, generalmente en una ventana de una hora.

Ejemplo

COMER una gran cena que incluya una variedad de nutrientes (proteínas, carbohidratos, grasas, vitaminas y minerales) y luego ayunar hasta la misma hora del día siguiente.

Beneficios

MAXIMIZA LOS BENEFICIOS DEL AYUNO, incluyendo pérdida de peso y mejora en los marcadores de salud.

Simplifica la planificación de comidas y reduce la necesidad de pensar en comida durante el día.

Puede mejorar la longevidad y reducir el riesgo de ciertas enfermedades, según algunos estudios.

CONCLUSIÓN

Cada método de ayuno intermitente tiene sus características únicas y puede ser adecuado para diferentes estilos de vida y objetivos de salud. Es importante destacar que, aunque todos estos métodos pueden ofrecer beneficios significativos, también es crucial elegir uno que se alinee con tus necesidades individuales, preferencias y condiciones de salud.

CONSIDERACIONES **Adicionales para Todos los Métodos**

Escucha a Tu Cuerpo: Es fundamental estar atento a cómo te sientes durante el ayuno. Si experimentas síntomas negativos, como fatiga excesiva, mareos o irritabilidad, es importante reevaluar el método elegido.

. . .

NUTRICIÓN EQUILIBRADA: Independientemente del método de ayuno intermitente que elijas, es crucial concentrarse en una nutrición equilibrada durante tus períodos de alimentación. Esto significa incluir una variedad de alimentos ricos en nutrientes para satisfacer tus necesidades de macronutrientes y micronutrientes.

ADAPTABILIDAD: La flexibilidad es clave. Puede que necesites ajustar tu enfoque de ayuno intermitente a medida que cambian tus circunstancias de vida, tus objetivos de salud o tus respuestas físicas y emocionales al ayuno.

CONSULTA PROFESIONAL: Es recomendable hablar con un médico o un nutricionista antes de comenzar cualquier régimen de ayuno intermitente, especialmente si tienes condiciones médicas preexistentes o preocupaciones específicas de salud.

EL AYUNO intermitente no es una solución única para todos, pero ofrece una variedad de enfoques que pueden adaptarse a diferentes estilos de vida y objetivos. Al elegir el método que mejor se adapte a tus necesidades personales y al integrarlo de manera consciente y saludable en tu vida, puedes aprovechar sus numerosos beneficios para la salud y el bienestar.

4

CONSIDERACIONES NUTRICIONALES DURANTE EL AYUNO INTERMITENTE

E l ayuno intermitente es una herramienta poderosa para mejorar la salud y el bienestar. Sin embargo, es esencial abordarlo con un enfoque equilibrado hacia la nutrición. Este capítulo se dedica a explorar cómo puedes mantener una dieta saludable y equilibrada mientras practicas el ayuno intermitente.

Importancia de una Nutrición Equilibrada

Manteniendo el Equilibrio de Macronutrientes

Proteínas: Fundamentales para la reparación y el crecimiento muscular, las proteínas también son importantes para la saciedad. Incluye fuentes de proteínas de alta calidad como carnes magras, pescado, huevos, legumbres y productos lácteos en tus comidas.

Carbohidratos: Fuente principal de energía, los carbohidratos deben provenir de alimentos integrales como granos enteros, frutas y verduras, en lugar de azúcares refinados y harinas blancas.

Grasas: Esenciales para muchas funciones corporales, incluyendo la absorción de vitaminas. Opta por grasas saludables como el aceite de oliva, aguacate, nueces y semillas.

Priorizando Micronutrientes

Las vitaminas y minerales son cruciales para el funcionamiento óptimo del cuerpo. Asegúrate de incluir una amplia variedad de frutas y verduras en tu dieta para cubrir tus necesidades de micronutrientes.

Estrategias de Alimentación Durante el Ayuno Intermitente

Planificación de Comidas

Planificar tus comidas puede ayudar a asegurar que estás obteniendo una nutrición adecuada. Esto es particularmente importante en métodos de ayuno como el 16/8 o el OMAD, donde la ingesta de alimentos se limita a una ventana específica.

Control de Porciones y Calidad de Alimentos

Evita la mentalidad de "compensar" las horas de ayuno con comidas excesivamente grandes o alimentos poco saludables. En lugar de ello, concéntrate en comidas balanceadas y nutritivas.

Hidratación

La hidratación es crucial. Bebe suficiente agua durante el día. Las bebidas como el té y el café sin azúcar también son buenas opciones durante las horas de ayuno.

Consideraciones Especiales

Adaptaciones para Necesidades Específicas

Dependiendo de tus objetivos personales (como pérdida de peso, ganancia muscular o mantenimiento), es posible que necesites ajustar tu ingesta de macronutrientes. Por ejemplo, si buscas desarrollar músculo, aumentar la ingesta de proteínas puede ser beneficioso.

Manejo del Hambre y la Energía

Durante el período de adaptación al ayuno intermitente, es común experimentar hambre y cambios en los niveles de energía. Escuchar a tu cuerpo y ajustar tus hábitos alimenticios puede ayudar a gestionar estos síntomas.

Suplementación

En algunos casos, especialmente si ciertas comidas o grupos de alimentos están restringidos, puede ser necesario considerar la suplementación para asegurar una nutrición adecuada. Consulta con un profesional de la salud antes de iniciar cualquier régimen de suplementos.

Mantener una nutrición adecuada durante el ayuno intermitente no solo es crucial para tu salud física, sino también para maximizar los beneficios del ayuno. Al equilibrar cuidadosamente tu ingesta de macronutrientes y micronutrientes, planificar tus comidas y escuchar a tu cuerpo, puedes hacer del ayuno intermitente una parte efectiva y sostenible de tu estilo de vida.

1. Planificación de Comidas

Planificación de Comidas Durante el Ayuno Intermitente

La planificación de comidas es un aspecto fundamental del ayuno intermitente. No se trata solo de decidir qué comer, sino de organizar tus comidas de manera que se adapten a tu estilo de vida, horarios y actividades, garantizando así que recibas la nutrición adecuada durante tus ventanas de alimentación.

¿Por Qué es Importante la Planificación de Comidas?

Asegura una Nutrición Equilibrada: Ayuda a garantizar que estás obteniendo un balance adecuado de macronutrientes y micronutrientes.

Evita el Comer Impulsivo: Reduce la probabilidad de tomar decisiones alimenticias poco saludables.

Maximiza los Beneficios del Ayuno: Al comer de manera equilibrada, se apoya el proceso de ayuno y se maximizan sus beneficios.

Pasos para la Planificación de Comidas

Evalúa Tu Estilo de Vida y Horarios

Considera tu rutina diaria. ¿Cuáles son tus horarios de trabajo o estudio? ¿Cuándo haces ejercicio? Estos factores influirán en tu ventana de alimentación y el tipo de comidas que deberías planificar.

Define Tus Objetivos de Salud y Nutrición

¿Buscas perder peso, ganar músculo, o simplemente mantener un estilo de vida saludable? Tus objetivos influirán en el tipo de alimentos que debes priorizar.

Elige Tu Método de Ayuno Intermitente

Dependiendo del método que elijas (16/8, 5:2, OMAD, etc.), tu planificación de comidas variará. Por ejemplo, con el 16/8, planificarás dos o tres comidas al día, mientras que con OMAD, concentrarás todos tus nutrientes en una sola comida.

Planifica Tus Comidas Semanalmente

Antes de la semana que comienza, tómate un tiempo para planificar tus comidas. Incluye una variedad de alimentos para asegurar una nutrición completa.

Prepara Comidas con Anticipación

Considera preparar comidas con antelación, especialmente para los días ocupados. La preparación de comidas ayuda a mantenerse en el camino y evita la tentación de optar por opciones menos saludables.

Ajusta Según Tus Necesidades Energéticas

Si haces ejercicio regularmente, es posible que necesites más calorías o una mayor ingesta de proteínas. Asegúrate de que tu plan de comidas refleje tus necesidades energéticas.

Incluye Snacks Saludables

Para los momentos en que necesitas un impulso adicional, planifica snacks saludables como nueces, frutas o yogur.

Ejemplo de Plan de Acción para la Planificación de Comidas

Determina Tu Ventana de Alimentación: Si estás siguiendo el método 16/8 y prefieres cenar, tu ventana de alimentación podría ser de 12 p.m. a 8 p.m.

Planifica Tus Comidas Principales

Almuerzo (12 p.m.): Una ensalada grande con proteínas (pollo, atún, o tofu), granos enteros (como quinoa o arroz integral), verduras variadas, y un aderezo saludable.

Merienda (3:30 p.m.): Un puñado de almendras y una pieza de fruta.

Cena (7:30 p.m.): Pescado o legumbres como fuente de proteína, acompañados de vegetales al vapor y una porción moderada de carbohidratos complejos como batatas.

Preparación de Comidas

Dedicar unas horas durante el fin de semana para preparar y almacenar comidas puede facilitar mucho tu semana.

Ajusta Según tu Rutina Diaria

Si un día vas a hacer ejercicio por la tarde, asegúrate de incluir una comida rica en proteínas después de tu entrenamiento.

Revisa y Ajusta Semanalmente

Al final de cada semana, evalúa cómo te sientes. ¿Tienes suficiente energía? ¿Estás satisfecho después de cada comida? Ajusta tus planes de comidas según sea necesario.

La planificación de comidas es un componente clave para lograr el éxito con el ayuno intermitente. Al planificar y preparar tus comidas de antemano, no solo te aseguras de obtener todos los nutrientes esenciales sino que también facilitas el proceso de toma de decisiones, lo que puede ser particularmente útil durante las ventanas de alimentación restringida.

Mantener la Flexibilidad y el Equilibrio

Recuerda, mientras la planificación es importante, también lo es la flexibilidad. La vida puede ser impredecible, y es posible que algunos días necesites ajustar tu plan de comidas. Lo importante es mantener un enfoque equilibrado y no ser demasiado duro contigo mismo si las cosas no salen según lo planeado.

Escuchar a Tu Cuerpo

A lo largo de tu experiencia con el ayuno intermitente, es crucial escuchar a tu cuerpo. Si te sientes consistentemente fatigado o hambriento, puede ser una señal de que necesitas ajustar tu plan de comidas para incluir más calorías o nutrientes específicos. La nutrición es profundamente personal, y lo que funciona para una persona puede no ser adecuado para otra.

Consulta con Profesionales

Si tienes dudas sobre cómo planificar tus comidas o si tienes necesidades dietéticas específicas, considera la posibilidad de consultar con un dietista o nutricionista. Pueden proporcionarte orientación personalizada que se alinee con tus objetivos de salud, tu estilo de vida y tus preferencias alimenticias.

La planificación de comidas durante el ayuno intermitente no tiene por qué ser complicada. Con un poco de preparación y ajustes basados en tu experiencia personal, puedes crear un enfoque que te permita disfrutar de los beneficios del ayuno intermitente mientras mantienes una dieta nutritiva y equilibrada. Esta estrategia no solo te ayudará a lograr tus objetivos de salud y bienestar sino que también puede hacer que tu experiencia con el ayuno intermitente sea más agradable y sostenible a largo plazo.

1. **Mantenimiento del Equilibrio de Macronutrientes y Micronutrientes**

Mantenimiento del Equilibrio de Macronutrientes y Micronutrientes Durante el Ayuno Intermitente

El equilibrio de macronutrientes (proteínas, carbohidratos y grasas) y micronutrientes (vitaminas y minerales) es fundamental para mantener la salud y maximizar los beneficios del ayuno intermitente. Un plan de alimentación bien equilibrado asegura que el cuerpo reciba lo que necesita para funcionar óptimamente, incluso en un régimen de ayuno.

Importancia de los Macronutrientes

Proteínas: Cruciales para la reparación muscular, el mantenimiento de la masa magra y la sensación de saciedad. Las fuentes incluyen carne, pescado, huevos, productos lácteos, legumbres y alternativas vegetales.

Carbohidratos: Principal fuente de energía. Opta por carbohidratos complejos como granos enteros, frutas y verduras, que también proporcionan fibra.

Grasas: Esenciales para la salud hormonal, la absorción de ciertas vitaminas y como fuente de energía. Incluye grasas saludables como el aceite de oliva, aguacate, nueces y semillas.

Importancia de los Micronutrientes

Vitaminas y Minerales: Vitales para una amplia gama de funciones biológicas, incluyendo la función inmunológica, la salud ósea y la regulación del metabolismo. Una dieta variada y rica en frutas, verduras, granos enteros y fuentes de proteínas magras generalmente proporciona una cantidad adecuada de micronutrientes.

Plan de Acción para Mantener el Equilibrio de Macro y Micronutrientes

Evaluación Dietética Inicial

Realiza un seguimiento de lo que comes durante una semana para identificar posibles deficiencias o desequilibrios en tu dieta actual.

Educación Nutricional

Aprende sobre las fuentes de diferentes macronutrientes y micronutrientes. Por ejemplo, si eres vegetariano, averigua cómo obtener suficiente proteína y vitamina B12.

Planificación de Comidas Equilibradas

Diseña tus comidas para incluir una fuente de proteínas, una porción de carbohidratos complejos y grasas saludables. Por ejemplo, una comida podría incluir pechuga de pollo (proteína), quinoa (carbohidratos) y una ensalada con aceite de oliva (grasas).

Incorporación de una Amplia Variedad de Alimentos

Incluye una amplia gama de frutas y verduras en tu dieta. Cada color representa diferentes vitaminas y minerales, así que apunta a un "arcoíris" en tu plato.

Considera la Suplementación si es Necesario

Si tienes restricciones dietéticas o dificultades para obtener ciertos nutrientes, considera los suplementos. Por ejemplo, los veganos pueden necesitar suplementar la vitamina B12.

Reevaluación y Ajuste Regular

Revisa tu dieta regularmente para asegurarte de que sigues

cumpliendo con tus necesidades nutricionales, especialmente si cambias tu rutina de ayuno o nivel de actividad.

Consulta con Profesionales de la Salud

Si tienes preocupaciones específicas, consulta a un nutricionista o dietista para obtener orientación personalizada.

Nutrientes Clave para Tener en Cuenta

Proteínas de Alta Calidad: Para mantener la masa muscular y la saciedad.

Fibra: Fundamental para la salud digestiva y el control del azúcar en sangre.

Vitaminas del Grupo B: Importantes para la energía y el metabolismo.

Hierro, Calcio y Vitamina D: Cruciales para la salud ósea y la función inmunológica.

Ácidos Grasos Omega-3: Importantes para la salud del corazón y el cerebro.

Mantener un equilibrio de macronutrientes y micronutrientes es crucial para cualquier régimen dietético, pero es especialmente importante en el ayuno intermitente, donde cada comida juega un papel clave en el suministro de nutrición diaria. Un enfoque bien planificado y consciente hacia la alimentación no solo apoya los objetivos de ayuno intermitente sino que también fomenta una salud general óptima. Al equilibrar cuidadosamente los tipos y cantidades de alimentos consumidos, se pueden maximizar los beneficios del ayuno intermitente manteniendo al mismo tiempo una nutrición adecuada y un bienestar general.

Mantén la Flexibilidad y la Adaptabilidad

Recuerda que la rigidez excesiva puede hacer que cualquier plan alimenticio sea difícil de mantener. La flexibilidad es clave, especialmente cuando la vida presenta desafíos inesperados. Estar abierto a hacer ajustes en tu plan de alimentación te ayudará a mantener una relación saludable con la comida y a asegurar que tu enfoque de ayuno intermitente sea sostenible a largo plazo.

Monitoreo Continuo

Es importante escuchar a tu cuerpo y ajustar tu dieta según sea necesario. Si experimentas fatiga, cambios de humor o cualquier otro síntoma que te preocupe, es importante evaluar si tu dieta está proporcionando todo lo que necesitas. El seguimiento regular y la disposición para hacer cambios basados en cómo te sientes son esenciales para el éxito a largo plazo.

Apoyo Profesional

Siempre que sea posible, busca el consejo de un profesional de la salud, especialmente para discutir tus planes de ayuno intermitente y cómo encajan en tu situación de salud general. Un nutricionista o dietista puede proporcionar orientación invaluable y ayudarte a diseñar un plan de alimentación que cumpla con tus necesidades nutricionales específicas.

La clave para mantener un equilibrio de macronutrientes y micronutrientes durante el ayuno intermitente es la planificación cuidadosa, la flexibilidad y la adaptabilidad. Al centrarte en una dieta variada y equilibrada, puedes asegurarte de que tu cuerpo reciba los nutrientes esenciales para funcionar de manera óptima, al mismo tiempo que disfrutas de los beneficios del ayuno intermitente. Con un enfoque informado y consciente, el ayuno intermitente puede ser una estrategia de alimentación saludable y sostenible que complementa tu estilo de vida y objetivos de salud.

5

EL AYUNO INTERMITENTE Y EL EJERCICIO

L a combinación del ayuno intermitente con el ejercicio puede ser una estrategia potente para mejorar la salud general, la composición corporal y el rendimiento atlético. Sin embargo, es importante encontrar el equilibrio adecuado para que ambos complementen y potencien sus beneficios mutuos.

Beneficios de Combinar Ayuno Intermitente y Ejercicio

Mejora de la Composición Corporal: La combinación de ayuno y ejercicio puede ser más efectiva para la pérdida de grasa y el mantenimiento o aumento de la masa muscular en comparación con cada uno por separado.

OPTIMIZACIÓN DEL METABOLISMO: El ejercicio regular puede mejorar la adaptación del cuerpo al ayuno, aumentando la eficiencia en la utilización de la grasa como fuente de energía.

. . .

Mejora del Rendimiento Deportivo: Algunos estudios sugieren que el entrenamiento en estado de ayuno puede mejorar ciertos aspectos del rendimiento deportivo, incluyendo la resistencia y la capacidad de trabajo.

Aumento de la Flexibilidad Metabólica: El ejercicio, especialmente el entrenamiento de alta intensidad, puede aumentar la capacidad del cuerpo para cambiar eficientemente entre diferentes fuentes de combustible, lo que es una ventaja del ayuno intermitente.

Plan de Acción para Equilibrar Ayuno Intermitente y Ejercicio

Determina Tu Horario de Ejercicio

Considera tu rutina de ayuno al planificar tus sesiones de ejercicio. Algunas personas se sienten mejor haciendo ejercicio al final de su período de ayuno, mientras que otras prefieren hacerlo justo después de una comida.

Comienza Gradualmente

Si eres nuevo en el ayuno intermitente o el ejercicio, empieza lentamente y aumenta la intensidad y duración de tus entrenamientos gradualmente.

Escucha a Tu Cuerpo

Presta atención a cómo te sientes durante y después del ejercicio. Si te sientes débil o mareado, puede ser necesario ajustar tu horario de comidas o la intensidad de tu entrenamiento.

· · ·

Ajusta tu Ingesta Nutricional

Asegúrate de que estás consumiendo suficientes calorías y nutrientes durante tus períodos de alimentación, especialmente si estás realizando ejercicios intensos o prolongados. Esto incluye una mezcla adecuada de proteínas, carbohidratos y grasas.

Hidratación Adecuada

Mantén una hidratación adecuada, especialmente en los días de entrenamiento. La deshidratación puede afectar negativamente tanto el rendimiento del ejercicio como la recuperación.

Considera la Temporización de Nutrientes

Si es posible, planifica una comida rica en proteínas y carbohidratos después de tu sesión de ejercicio para optimizar la recuperación y el crecimiento muscular.

Varía Tus Rutinas de Ejercicio

Incluye una variedad de ejercicios, incluyendo entrenamiento de fuerza, cardio y flexibilidad, para maximizar los beneficios y reducir el riesgo de lesiones.

Monitoreo y Ajuste

. . .

Monitorea tu progreso y ajusta tu rutina de ayuno y ejercicio según sea necesario. Esto puede incluir cambiar los horarios de ejercicio o modificar tu enfoque de ayuno intermitente.

Consideraciones Especiales

Entrenamiento de Alta Intensidad: Si realizas entrenamientos de alta intensidad o de larga duración, es posible que necesites planificar una comida antes de hacer ejercicio para asegurarte de tener suficiente energía.

Ejercicios en Estado de Ayuno: Algunas personas disfrutan y se benefician del ejercicio en estado de ayuno, especialmente para actividades como correr o ciclismo a un ritmo moderado. Sin embargo, esto puede no ser adecuado para todos, especialmente para aquellos con ciertas condiciones médicas o nutricionales.

Consultar a un Profesional: Siempre es una buena idea hablar con un médico o un entrenador personal, especialmente si estás comenzando una nueva rutina de ejercicios o si tienes alguna preocupación sobre tu salud.

El equilibrio entre el ayuno intermitente y el ejercicio requiere atención a cómo te sientes, ajustes en tu dieta y horarios de ejercicio, y una comprensión de que lo que funciona para una persona puede no ser ideal para otra. Al seguir estos consejos y estar abierto a ajustar tu enfoque según sea necesario, puedes aprovechar al máximo los beneficios de combinar el ayuno intermitente con una rutina de ejercicio regular.

. . .

Adaptabilidad y Experimentación

Es importante recordar que no hay un enfoque único para combinar el ayuno intermitente con el ejercicio. Cada persona tiene diferentes niveles de energía, horarios y respuestas al ejercicio y al ayuno. Experimenta con diferentes horarios y tipos de ejercicios para encontrar lo que mejor se adapta a tus necesidades y objetivos.

Importancia del Descanso y la Recuperación

Además del ejercicio y la nutrición, el descanso y la recuperación son fundamentales. Asegúrate de tener suficiente sueño y de incluir días de descanso o actividades de baja intensidad, como yoga o caminatas, en tu rutina semanal. Esto es especialmente importante en un régimen de ayuno intermitente, ya que el cuerpo necesita tiempo para adaptarse y recuperarse.

Seguimiento del Rendimiento y la Salud

Llevar un diario de tu entrenamiento y tu alimentación puede ser útil. Registra cómo te sientes durante tus entrenamientos, qué tan bien te recuperas y cualquier cambio en tu rendimiento o composición corporal. Esto te ayudará a hacer ajustes informados en tu rutina de ayuno y ejercicio.

Enfoque Integral

Finalmente, ten en cuenta que tanto el ayuno intermitente como el ejercicio son solo partes de un enfoque integral para la salud y el bienestar. Otros factores como el manejo del estrés, la salud mental y las relaciones sociales también juegan un papel importante en tu bienestar general.

. . .

COMBINAR el ayuno intermitente con una rutina de ejercicio regular puede ser una estrategia efectiva para mejorar la salud y el bienestar. Al enfocarte en una nutrición adecuada, escuchar a tu cuerpo, y ser flexible y adaptable en tu enfoque, puedes encontrar un equilibrio que te permita disfrutar de los beneficios de ambos, mientras mantienes un estilo de vida saludable y satisfactorio.

1. Integración del Ejercicio Físico

LA INTEGRACIÓN del ejercicio físico con el ayuno intermitente es una estrategia poderosa para mejorar la salud general, la composición corporal y el rendimiento físico. Sin embargo, es crucial abordar esta combinación con un plan bien pensado para maximizar los beneficios y minimizar los riesgos.

BENEFICIOS DE COMBINAR **Ejercicio y Ayuno Intermitente**

MEJORA DE LA EFICIENCIA ENERGÉTICA: El ejercicio durante el ayuno puede enseñar al cuerpo a utilizar la grasa almacenada de manera más efectiva como fuente de energía.

PÉRDIDA DE GRASA ACELERADA: La combinación puede potenciar la pérdida de grasa, especialmente si el ejercicio se realiza hacia el final del período de ayuno.

Aumento de la Masa Muscular: Con la nutrición adecuada durante las ventanas de alimentación, es posible construir o mantener la masa muscular.

· · ·

MEJORA DEL METABOLISMO: El ejercicio regular ayuda a mejorar la sensibilidad a la insulina y el metabolismo general.

Cómo Integrar el Ejercicio Físico con el Ayuno Intermitente

Determina el Mejor Momento para Hacer Ejercicio

DURANTE EL AYUNO: Algunas personas prefieren hacer ejercicio antes de su primera comida, aprovechando los niveles elevados de hormonas como la noradrenalina, que puede aumentar la capacidad del cuerpo para quemar grasa.

DESPUÉS DE COMER: Otros encuentran que se desempeñan mejor después de haber comido, especialmente para entrenamientos intensos o de larga duración.

COMIENZA con Ejercicios Moderados

SI ERES nuevo en el ayuno intermitente, comienza con ejercicios de baja a moderada intensidad, como caminar, yoga o ciclismo ligero, y observa cómo responde tu cuerpo.

ESCUCHA A TU CUERPO

PRESTA ATENCIÓN a las señales de tu cuerpo. Si te sientes débil o mareado durante el ejercicio en ayunas, puede ser una señal de que necesitas ajustar tu enfoque.

. . .

Nutrición Post-Ejercicio

Planifica tu ventana de alimentación para que puedas comer poco después de hacer ejercicio. Esto es crucial para la recuperación muscular y la reposición de energía, especialmente después de entrenamientos intensos.

Hidratación Adecuada

Mantén una hidratación adecuada antes, durante y después del ejercicio, independientemente de si estás en tu período de ayuno o alimentación.

Varía Tus Rutinas de Entrenamiento

Incluye una mezcla de cardio, fuerza y flexibilidad en tus rutinas de entrenamiento para un enfoque equilibrado.

Ajusta la Intensidad y Duración del Ejercicio

Adapta la intensidad y duración del ejercicio según tu nivel de energía y cómo te sientes en un día determinado.

Monitoreo y Ajuste

· · ·

LLEVA un registro de cómo te sientes y cómo te desempeñas durante tus entrenamientos y ajusta tu plan según sea necesario.

CONSIDERACIONES **Importantes**

Nutrientes Clave: Asegúrate de que tu dieta incluya suficiente proteína, carbohidratos saludables y grasas esenciales para apoyar tus entrenamientos y recuperación.

ADAPTACIÓN: Puede tomar tiempo para que tu cuerpo se adapte al ejercicio durante el ayuno intermitente. Sé paciente y realiza ajustes según sea necesario.

EVITA EL SOBREENTRENAMIENTO: Escucha a tu cuerpo para evitar el sobreentrenamiento, que puede ser contraproducente y afectar negativamente tu salud y tus objetivos de fitness.

CONSULTA PROFESIONAL: Considera hablar con un entrenador personal o un nutricionista deportivo, especialmente si tienes metas de rendimiento específicas o necesidades dietéticas particulares.

INTEGRAR el ejercicio físico en un plan de ayuno intermitente puede ser enormemente beneficioso, pero requiere un enfoque cuidadoso y considerado. Al equilibrar adecuadamente el ejercicio con las fases de ayuno y alimentación y prestando atención a las señales de tu cuerpo, puedes crear un régimen que no solo sea sostenible sino también gratificante, mejorando tu salud y bienestar en general.

. . .

ADAPTACIÓN **Progresiva**

Es importante recordar que cada persona responde de manera diferente al ejercicio en combinación con el ayuno intermitente. Algunas personas pueden necesitar un período más largo para adaptarse, mientras que otras pueden encontrar que se adaptan rápidamente. No dudes en experimentar con diferentes horarios y tipos de ejercicio para encontrar lo que mejor se adapta a tus necesidades y preferencias.

IMPORTANCIA DEL DESCANSO **y la Recuperación**

El descanso y la recuperación son tan importantes como el ejercicio mismo. Asegúrate de descansar adecuadamente entre sesiones de entrenamiento y de incluir días de recuperación activa o descanso total en tu rutina semanal. Esto es especialmente vital durante el ayuno intermitente, ya que tu cuerpo necesita tiempo para adaptarse a los cambios en la dieta y el ejercicio.

Equilibrio entre el Ayuno, el Ejercicio y la Vida Cotidiana

Finalmente, es crucial encontrar un equilibrio entre tu régimen de ayuno intermitente, tu rutina de ejercicio y otros aspectos de tu vida. El estrés, el sueño y las responsabilidades diarias también juegan un papel importante en tu salud y bienestar. Un enfoque equilibrado te ayudará a mantener la sostenibilidad a largo plazo y a evitar el agotamicnto.

INTEGRAR el ejercicio físico en tu rutina de ayuno intermitente puede ofrecer numerosos beneficios, incluyendo una mejor composición corporal, un metabolismo más eficiente y mejoras en la salud general. Al adoptar un enfoque bien planificado, escuchando a tu cuerpo y haciendo ajustes según sea necesario, puedes establecer una rutina que te apoye en el logro de tus objetivos de salud y fitness. Recuerda, la clave es la adaptabilidad y la sintonización con las necesidades únicas de tu cuerpo.

I. Consejos para el Entrenamiento

Consejos para el Entrenamiento Durante el Ayuno Intermitente

Cuando se combina el ayuno intermitente con un programa de entrenamiento, es fundamental adoptar un enfoque estratégico y consciente para maximizar los beneficios y minimizar los riesgos. Aquí se presentan varios consejos para integrar con éxito el ejercicio en tu régimen de ayuno intermitente.

Entender la Relación entre el Ejercicio y el Ayuno

El ejercicio durante el ayuno intermitente puede ser diferente a tu experiencia anterior con el entrenamiento. Es posible que notes cambios en tus niveles de energía, resistencia y recuperación. Estos cambios son normales y esperados, ya que tu cuerpo se está adaptando a utilizar diferentes fuentes de energía. Entender y aceptar estos cambios te ayudará a ajustar tus expectativas y enfoque hacia el entrenamiento.

Escuchar a Tu Cuerpo

Uno de los aspectos más importantes al entrenar en ayunas es aprender a escuchar y responder a las señales de tu cuerpo. Si te sientes débil o fatigado durante un entrenamiento, puede ser necesario ajustar tu horario de comidas o la intensidad de tu ejercicio. No ignores las señales de fatiga o hambre excesiva; son formas en que tu cuerpo comunica que necesita nutrición o descanso.

· · ·

Ajuste del Tipo y la Intensidad del Ejercicio

Durante el período inicial de adaptación al ayuno intermitente, puede ser beneficioso comenzar con ejercicios de baja a moderada intensidad, como caminatas rápidas, yoga suave o ciclismo ligero. A medida que te acostumbras al ayuno, puedes comenzar a incorporar ejercicios de mayor intensidad. Sin embargo, es esencial hacerlo gradualmente y prestar atención a cómo tu cuerpo responde después de cada sesión de entrenamiento.

Planificación de la Nutrición en Torno al Entrenamiento

La nutrición es clave para el rendimiento y la recuperación. Si entrenas hacia el final de tu período de ayuno, planea una comida rica en proteínas y carbohidratos poco después de tu sesión de ejercicio. Esto ayudará a asegurar una recuperación adecuada y a reponer tus reservas de energía. Si prefieres entrenar después de comer, intenta programar tu entrenamiento después de una comida que te proporcione suficiente energía pero que no te haga sentir pesado o incómodo.

Mantener la Hidratación

La hidratación es crucial, especialmente cuando se combina el ejercicio con el ayuno intermitente. Asegúrate de beber suficiente agua antes, durante y después de tus entrenamientos para mantener un rendimiento óptimo y ayudar en el proceso de recuperación.

Plan de 30 Días de Entrenamiento en Conjunto con el Ayuno Intermitente

Para un plan de 30 días, considera un enfoque progresivo que se adapte a tu nivel de experiencia y condición física. Durante las primeras semanas, enfócate en actividades de baja a moderada intensidad, incrementando gradualmente la intensidad y duración de los entrenamientos en las semanas siguientes.

- **Semanas 1 y 2:** Comienza con actividades como caminatas rápidas, yoga suave o ciclismo ligero. Intenta sesiones de 30 minutos al día, cinco días a la semana.

- **Semana 3:** Aumenta la intensidad incorporando ejercicios de fuerza ligera o entrenamiento intervalado de baja intensidad (LIIT). Puedes comenzar a incluir sesiones de entrenamiento de fuerza dos veces por semana, combinándolas con tu rutina de cardio.

- **Semana 4:** Continúa con tu rutina de cardio y fuerza, aumentando la intensidad de los entrenamientos. Prueba sesiones de entrenamiento intervalado de alta intensidad (HIIT) una o dos veces por semana, siempre prestando atención a cómo te sientes durante y después del ejercicio.

ESTE PLAN de entrenamiento de 30 días se puede ajustar según tus necesidades y respuestas individuales. Recuerda, la clave es la progresión gradual y la atención a las señales de tu cuerpo. Si en algún momento te sientes extremadamente fatigado o débil, es importante disminuir la intensidad o tomar un día de descanso.

. . .

El entrenamiento durante el ayuno intermitente puede ser una experiencia enriquecedora y efectiva si se aborda con cuidado y consideración. Al seguir estos consejos y adaptar tu plan de entrenamiento a tu experiencia individual con el ayuno, puedes obtener beneficios significativos tanto en términos de fitness como de salud general. Es crucial recordar que la consistencia y la adaptabilidad son claves para el éxito a largo plazo.

Flexibilidad y Consistencia

Es importante ser flexible en tu enfoque del entrenamiento. Si un día no te sientes con energía suficiente para un entrenamiento intenso, está bien optar por algo más suave o incluso tomarte un día de descanso. La consistencia a largo plazo es más beneficiosa que forzarte a través de entrenamientos que no se alinean con tus necesidades actuales.

Integración en tu Rutina Diaria

Intenta integrar el ejercicio en tu rutina diaria de una manera que se sienta natural y sostenible. Esto podría significar caminatas durante tu hora de almuerzo, sesiones de yoga por la mañana, o entrenamientos más intensos en días donde tu horario lo permite.

Ajustes Basados en el Rendimiento y la Recuperación

Presta atención a tu rendimiento y a cómo te recuperas después de cada entrenamiento. Si notas que la recuperación es lenta o que tu rendimiento disminuye, puede ser un indicativo de que necesitas ajustar tu dieta, tu plan de entrenamiento o ambos.

No Subestimar la Recuperación

La recuperación es una parte esencial de cualquier programa de entrenamiento, especialmente cuando se combina con el ayuno intermitente. Asegúrate de incluir suficiente tiempo de descanso, practica técnicas de recuperación como el estiramiento o la espuma rodante, y considera actividades de bajo impacto como el yoga o la natación para tus días de descanso.

Plan de 30 Días de Entrenamiento: Segundo Ejemplo

Lunes, Miércoles y Viernes: Entrenamiento de fuerza combinado con ejercicios de cuerpo completo. Incluye ejercicios como sentadillas, estocadas, flexiones y levantamientos ligeros.

MARTES Y JUEVES: Actividades cardiovasculares de baja intensidad como caminar rápido, nadar o andar en bicicleta. Sesiones de 30-45 minutos.

SÁBADOS: Entrenamiento intervalado de alta intensidad (HIIT) o una clase de fitness grupal para agregar variedad.

DOMINGOS: Descanso activo o yoga suave para promover la recuperación.

ESTE OTRO PLAN es flexible y debe adaptarse a tus necesidades individuales y respuestas al ayuno y ejercicio. Escucha a tu cuerpo y ajusta la intensidad y el tipo de ejercicio según sea necesario.

COMBINAR el ayuno intermitente con un régimen de ejercicio requiere un enfoque equilibrado y reflexivo. Al centrarte en una progresión gradual, escuchar a tu cuerpo y permitir suficiente tiempo para la recuperación, puedes disfrutar de los beneficios del ejercicio mientras practicas el ayuno intermitente. Recuerda que cada persona es única, por lo que es importante encontrar el equilibrio que mejor funcione para ti.

6

DESAFÍOS Y SOLUCIONES EN EL AYUNO INTERMITENTE

A doptar el ayuno intermitente puede presentar varios desafíos, especialmente para los principiantes. A continuación, exploramos diez desafíos comunes y ofrecemos soluciones prácticas para cada uno.

1. Desafío: Hambre Intensa

Explicación: Durante las primeras fases del ayuno, es común sentir un aumento del apetito, ya que el cuerpo se está ajustando a un nuevo patrón de alimentación.

Solución: Incrementa la ingesta de líquidos, como agua, té herbal o café sin azúcar. Consumir alimentos ricos en fibra y proteínas en tu última comida puede ayudar a mantenerte saciado por más tiempo.

2. Desafío: Fatiga o Bajos Niveles de Energía

Explicación: Este problema puede surgir por una adaptación metabólica al ayuno o por no consumir suficientes calorías durante las ventanas de alimentación.

Solución: Asegúrate de comer suficientes calorías y de incluir una variedad de nutrientes en tus comidas. Si la fatiga persiste, considera acortar el período de ayuno.

3. Desafío: Dificultad para Concentrarse

Explicación: Al principio, tu cerebro puede requerir tiempo para adaptarse a usar grasas como fuente de energía en lugar de glucosa.

Solución: Mantén una buena hidratación y asegúrate de que tu dieta incluya fuentes de carbohidratos saludables durante tus ventanas de alimentación.

4. Desafío: Irritabilidad o Cambios de Humor

Explicación: Estos pueden resultar de los cambios hormonales y metabólicos asociados con el inicio del ayuno.

Solución: Dale tiempo a tu cuerpo para adaptarse. Si los cambios de humor son significativos, ajusta la duración del ayuno o cambia tus horas de ayuno.

5. Desafío: Trastornos del Sueño

Explicación: El ayuno puede afectar tus patrones de sueño, especialmente si tienes hambre o te sientes energizado por la noche.

Solución: Evita ayunar justo antes de dormir. Una pequeña comida o snack saludable antes de acostarte puede mejorar la calidad del sueño.

6. Desafío: Estancamiento en la Pérdida de Peso

Explicación: A veces, el cuerpo se adapta al régimen de ayuno y la pérdida de peso se estabiliza.

Solución: Revisa y ajusta tu ingesta calórica y actividad física. Cambiar temporalmente tu patrón de ayuno también puede ayudar.

. . .

7. Desafío: Manejar Situaciones Sociales

Explicación: Las reuniones sociales a menudo giran en torno a la comida, lo que puede hacer difícil mantenerse fiel al ayuno.

Solución: Si es posible, planifica tus períodos de ayuno alrededor de tus compromisos sociales. Si no, permite flexibilidad en tu programa de ayuno para esas ocasiones.

8. Desafío: Ejercitarse Efectivamente

Explicación: Encontrar el mejor momento para hacer ejercicio durante el ayuno puede ser complicado, especialmente si experimentas bajos niveles de energía.

Solución: Experimenta con diferentes horarios para hacer ejercicio y observa cómo responde tu cuerpo. Algunas personas se desempeñan mejor ejercitándose al final de su período de ayuno, mientras que otras prefieren hacerlo después de haber comido.

9. Desafío: Comer en Exceso Durante las Ventanas de Alimentación

Explicación: El hambre intensa puede llevar a comer en exceso cuando finalmente es hora de comer.

Solución: Enfócate en comidas balanceadas y nutritivas. Comer conscientemente y evitar distracciones puede ayudar a controlar las porciones.

10. Desafío: Mantener una Dieta Nutricionalmente Equilibrada

Explicación: Con ventanas de alimentación limitadas, puede ser un desafío obtener todos los nutrientes necesarios.

Solución: Planifica tus comidas para asegurarte de que incluyan una variedad de alimentos ricos en nutrientes. Consideraconsultar a un nutricionista para obtener asesoramiento personalizado, especialmente si tienes requisitos dietéticos específicos o condiciones de salud que necesitan atención.

ESTOS DESAFÍOS y soluciones proporcionan una guía para navegar los aspectos más comunes del ayuno intermitente. Es importante recordar que cada individuo es único, y lo que funciona para uno puede no ser igual de efectivo para otro. Escuchar a tu cuerpo y estar dispuesto a hacer ajustes es clave para una experiencia exitosa y saludable con el ayuno intermitente.

Plan de Acostumbramiento de 30 Días para Ayuno Intermitente

Para maximizar los beneficios del ayuno intermitente, un plan de entrenamiento bien estructurado es esencial. Aquí tienes un ejemplo de plan de 30 días que puedes adaptar según tu nivel de condición física y preferencias personales:

SEMANA 1: **Adaptación**

ENFÓCATE EN ACTIVIDADES de baja intensidad como caminatas rápidas, yoga suave o ciclismo ligero.

Duración: 20-30 minutos al día.

Objetivo: Acostumbrar al cuerpo al ejercicio durante el ayuno.

SEMANA 2: **Aumento Gradual de la Intensidad**

INTRODUCE EJERCICIOS de fuerza ligera o entrenamiento intervalado de baja intensidad (LIIT).

Combina estos con tu rutina de cardio.

Duración: 30-40 minutos al día.

Semana 3: Incorporación de Variedad

Aumenta la intensidad de los entrenamientos. Prueba sesiones de entrenamiento intervalado de alta intensidad (HIIT) una o dos veces por semana.

Continúa con el entrenamiento de fuerza y el cardio.

Duración: 30-45 minutos al día.

Semana 4: Consolidación y Desafío

Mantén una mezcla de cardio, fuerza y entrenamientos HIIT.

Aumenta la intensidad o la duración de las sesiones según te sientas cómodo.

Duración: 40-60 minutos al día.

Este plan debe ser flexible y ajustarse según cómo te sientes cada día. Si en algún momento te sientes demasiado fatigado o débil, es importante disminuir la intensidad o tomar un día de descanso. La clave es encontrar un equilibrio que te desafíe pero que también sea sostenible y gratificante.

Manejo del Hambre y la Energía Durante el Ayuno Intermitente

. . .

El ayuno intermitente implica períodos de tiempo donde la ingesta de alimentos es restringida, lo que naturalmente puede conducir a sensaciones de hambre y variaciones en los niveles de energía. Entender la naturaleza del hambre y cómo manejarla es crucial para mantener una experiencia positiva y saludable con el ayuno intermitente.

¿Por Qué Sentimos Hambre Durante el Ayuno Intermitente?

El hambre es una respuesta natural del cuerpo que indica la necesidad de energía. Durante el ayuno, los niveles de glucosa en sangre disminuyen, lo que lleva al cuerpo a enviar señales de hambre como un mecanismo para mantener la homeostasis energética. Además, los ritmos circadianos y las hormonas relacionadas con el hambre, como la grelina, desempeñan un papel importante en cómo y cuándo experimentamos hambre.

Esta sensación de hambre durante el ayuno intermitente no es solo una señal física de que el cuerpo necesita energía, sino también una parte del proceso de adaptación a un nuevo patrón de alimentación. A medida que el cuerpo se adapta al ayuno, aprende a acceder más eficientemente a las reservas de grasa para obtener energía, lo que puede llevar a una disminución de la sensación de hambre con el tiempo.

Soluciones para Manejar el Hambre y la Energía:

Hidratación Adecuada

· · ·

EXPLICACIÓN: A menudo, las señales de hambre pueden confundirse con deshidratación. Mantenerse adecuadamente hidratado puede reducir la sensación de hambre y también ayudar a mantener niveles de energía estables.

APLICACIÓN PRÁCTICA: Bebe agua regularmente a lo largo del día. El agua con limón o las infusiones de hierbas pueden ser opciones refrescantes y satisfactorias. Evita las bebidas con cafeína tarde en el día, ya que pueden afectar tu sueño.

COMIDAS NUTRITIVAMENTE Densas Durante las Ventanas de Alimentación

EXPLICACIÓN: Comer alimentos ricos en nutrientes puede ayudar a prolongar la saciedad y proporcionar energía sostenida. Estos alimentos incluyen aquellos altos en fibras, como verduras y granos integrales, y ricos en proteínas, como carnes magras y legumbres.

Aplicación Práctica: Planifica tus comidas para que incluyan una buena mezcla de proteínas, grasas saludables y carbohidratos complejos. Por ejemplo, un almuerzo podría consistir en una ensalada grande con espinacas, pollo a la parrilla, aguacate y quinoa. Esta combinación de macronutrientes ayudará a mantenerte saciado por más tiempo y a evitar picos y caídas en tus niveles de energía.

AJUSTE Gradual al Ayuno

EXPLICACIÓN: Dar tiempo a tu cuerpo para adaptarse al ayuno puede ayudar a reducir los episodios de hambre extrema. Este ajuste gradual permite que el metabolismo se acostumbre a períodos más largos sin comida.

Aplicación Práctica: Si eres nuevo en el ayuno intermitente, comienza con ayunos más cortos y aumenta gradualmente la duración del ayuno. Por ejemplo, puedes comenzar ayunando durante 12 horas y luego ir extendiéndolo a 14, 16 o más horas según te sientas cómodo y conforme tu cuerpo se adapte.

El MANEJO del hambre y la energía durante el ayuno intermitente es un aspecto crucial para mantener esta práctica de manera sostenible y efectiva. Entender las señales de tu cuerpo y responder adecuadamente es la clave. Al implementar estrategias como mantener una hidratación adecuada, consumir comidas nutritivas y ajustar gradualmente al ayuno, puedes navegar con éxito por los desafíos del hambre y las fluctuaciones de energía, haciendo del ayuno intermitente una experiencia más manejable y gratificante.

Estrategias para la Adhesión a Largo Plazo al Ayuno Intermitente

Lograr una adhesión a largo plazo al ayuno intermitente requiere más que solo fuerza de voluntad; implica implementar estrategias inteligentes y sostenibles que se integren armoniosamente en tu vida diaria. Aquí exploramos cinco estrategias clave para mantener la consistencia y el éxito a largo plazo con el ayuno intermitente.

1. Personalización del Horario de Ayuno

ADAPTACIÓN A TU ESTILO DE VIDA: La efectividad del ayuno intermitente depende en gran medida de cómo se adapta a tu rutina diaria. No todos los horarios de ayuno funcionarán igual para todas las personas. Por ejemplo, si eres una persona matutina y te gusta

desayunar, un horario que omita el desayuno podría no ser sostenible para ti. Del mismo modo, si tus noches son para eventos sociales, un horario que restringe la comida por la noche puede ser difícil
de mantener.

FLEXIBILIDAD Y EXPERIMENTACIÓN: Al principio, experimenta con
diferentes horarios de ayuno para ver cuál se adapta mejor a tu ritmo
de vida. La flexibilidad es clave; si un horario no funciona un día en
particular debido a un evento especial o cambio en tu rutina, está
bien ajustarlo. La capacidad de adaptar el ayuno a tu vida en lugar de
forzar tu vida a adaptarse al ayuno es crucial para el éxito a largo
plazo.

2. Enfoque en una Nutrición Equilibrada

CALIDAD SOBRE CANTIDAD: Durante las ventanas de alimentación,
enfócate en la calidad de los alimentos en lugar de simplemente en
las calorías. Una dieta rica en nutrientes que incluya una variedad de
verduras, frutas, proteínas de alta calidad, grasas saludables y
carbohidratos complejos puede ayudar a mantener la saciedad y
proporcionar suficiente energía para tus actividades diarias y
sesiones de ejercicio.

Planificación de Comidas: Planificar tus comidas puede evitar la
tentación de optar por opciones menos saludables. Preparar comidas
con anticipación y tener siempre a mano opciones saludables puede
facilitar la adhesión a un plan de alimentación nutritivo.

3. Escuchar a Tu Cuerpo

.   .   .

RECONOCIMIENTO DE SEÑALES de Hambre y Saciedad: Aprender a distinguir entre el hambre real y el comer por aburrimiento o estrés es fundamental. Escuchar a tu cuerpo y responder adecuadamente a sus señales puede ayudarte a mantener un equilibrio saludable.

Ajuste Según Necesidades y Respuestas: Si experimentas fatiga, irritabilidad o cualquier otro síntoma preocupante, es señal de que necesitas ajustar tu horario de ayuno o tu enfoque nutricional. La adhesión a largo plazo requiere un enfoque que no solo sea efectivo sino también cómodo y saludable.

4. Integración de Ejercicio

EQUILIBRIO ENTRE AYUNO y Actividad Física: El ejercicio es un complemento valioso para el ayuno intermitente, pero encontrar el equilibrio adecuado es crucial. Algunas personas encuentran que el ejercicio en ayunas es efectivo, mientras que otras prefieren hacer ejercicio después de haber comido. Experimenta con diferentes tiempos para tu actividad física y ve lo que mejor se adapta a tu cuerpo.

Variedad en el Entrenamiento: Incorporar una variedad de actividades físicas puede evitar el aburrimiento y mejorar tanto el disfrute como la efectividad de tu rutina de ejercicios. Esto puede incluir una mezcla de cardio, entrenamiento de fuerza y flexibilidad.

5. Apoyo Social y Comunitario

BUSCAR COMUNIDADES DE AYUNO INTERMITENTE: Unirse a grupos o comunidades, tanto en línea como en persona, donde otros practican el ayuno intermitente puede proporcionar apoyo, consejos y motivación. Compartir experiencias y desafíos con otros que entienden lo que estás experimentando puede ser enormemente beneficioso.

Comunicación con Amigos y Familia: Explica a tus amigos y familiares tu enfoque de ayuno intermitente para que puedan apoyarte. Tener a tu círculo cercano informado y comprensivo puede facilitar la adhesión a tus horarios de ayuno, especialmente durante reuniones sociales o comidas familiares.

INVOLUCRAR A OTROS: Si es posible, involucra a amigos o familiares en tu rutina de ayuno intermitente. Tener un compañero de ayuno puede aumentar tu motivación y proporcionar un sentido de responsabilidad mutua. Incluso si no están ayunando, pueden participar apoyando tus horarios de comida y ofreciendo opciones de alimentos saludables cuando estén juntos.

NOTA: La adhesión a largo plazo al ayuno intermitente es una combinación de personalización, nutrición equilibrada, escucha activa del cuerpo, integración del ejercicio y apoyo social. Al adoptar un enfoque holístico y flexible, puedes hacer que el ayuno intermitente sea una parte sostenible y gratificante de tu estilo de vida. Recuerda que la paciencia y la disposición a adaptarse son esenciales, ya que lo que funciona bien un día puede necesitar ser ajustado al siguiente. Con el tiempo, el ayuno intermitente puede convertirse no solo en un método para lograr objetivos específicos de salud y fitness, sino también en una herramienta para fomentar una relación más saludable y consciente con la comida y el bienestar general.

7

ESTUDIOS Y EVIDENCIA CIENTÍFICA SOBRE EL AYUNO INTERMITENTE

E l respaldo de estudios y evidencias científicas es fundamental en cualquier estrategia dietética o de salud, incluido el ayuno intermitente. Estas investigaciones no solo ofrecen tranquilidad sobre la seguridad y efectividad del método, sino que también proporcionan una comprensión más profunda de cómo y por qué funciona. En los últimos años, ha habido avances significativos en la investigación del ayuno intermitente, destacando sus múltiples beneficios para la salud.

IMPORTANCIA de los Estudios y Evidencias Científicas

Verificación de Efectividad y Seguridad: Los estudios científicos ayudan a verificar que el ayuno intermitente es una práctica segura y efectiva. A través de investigaciones rigurosas, podemos entender mejor los impactos de esta dieta en diversas poblaciones, incluyendo sus posibles riesgos y beneficios.

. . .

COMPRENSIÓN DE LOS MECANISMOS BIOLÓGICOS: La investigación proporciona información valiosa sobre cómo el ayuno intermitente afecta el cuerpo a nivel celular y metabólico. Esto incluye cambios en la sensibilidad a la insulina, mejoras en la función cognitiva, la regulación de hormonas del hambre y la promoción de la autofagia (proceso de limpieza celular).

DESARROLLO DE RECOMENDACIONES Basadas en Evidencia: Los estudios científicos son cruciales para formular recomendaciones nutricionales y guías prácticas basadas en evidencia. Esto es particularmente importante para grupos específicos de personas, como aquellos con afecciones médicas preexistentes, mujeres embarazadas o lactantes y atletas.

AVANCES en la Investigación del Ayuno Intermitente

PÉRDIDA DE PESO Y METABOLISMO: Los estudios han demostrado consistentemente que el ayuno intermitente puede ser una herramienta efectiva para la pérdida de peso y la mejora del metabolismo. La investigación ha mostrado que el ayuno intermitente puede mejorar la sensibilidad a la insulina y potencialmente reducir el riesgo de diabetes tipo 2.

SALUD CARDIOVASCULAR: Investigaciones recientes sugieren que el ayuno intermitente puede beneficiar la salud del corazón al reducir factores de riesgo como la presión arterial alta, los niveles de colesterol y la inflamación.

. . .

Función Cerebral y Longevidad: Algunos estudios han indicado que el ayuno intermitente puede tener efectos positivos en la salud cerebral, incluyendo la mejora de la memoria y la reducción del riesgo de enfermedades neurodegenerativas. Además, la investigación en modelos animales sugiere que puede aumentar la longevidad.

Efectos en el Rendimiento Físico: Hay evidencia emergente de que el ayuno intermitente puede mejorar ciertos aspectos del rendimiento físico, aunque los resultados pueden variar según el individuo y el tipo de actividad física.

Impacto en el Bienestar General: Estudios recientes también han explorado cómo el ayuno intermitente influye en el bienestar general, incluyendo mejoras en el estado de ánimo y posiblemente en la calidad del sueño.

NOTA: La creciente base de evidencia científica sobre el ayuno intermitente proporciona una fuerte indicación de su seguridad y eficacia para muchas personas. Sin embargo, es importante recordar que los resultados pueden variar de una persona a otra y que es fundamental abordar cualquier régimen dietético, incluido el ayuno intermitente, con un enfoque personalizado y, preferiblemente, bajo la supervisión de un profesional de la salud. Con el respaldo de la investigación científica, los individuos interesados en el ayuno intermitente pueden sentirse más seguros y respaldados en su elección de incorporar esta práctica en su estilo de vida.

Investigaciones **Recientes**

. . .

1. Efectos del Ayuno Intermitente en la Salud Metabólica

INVESTIGACIÓN: Un estudio significativo examinó los efectos del ayuno intermitente en la salud metabólica, específicamente en relación con la diabetes tipo 2 y la obesidad.

Hallazgos: La investigación encontró que el ayuno intermitente mejora la sensibilidad a la insulina y reduce los niveles de azúcar en la sangre, lo cual es crucial para la prevención y el manejo de la diabetes tipo 2. Además, el estudio demostró una reducción efectiva en el peso corporal y la grasa visceral, que están fuertemente asociados con el riesgo de enfermedades metabólicas.

Implicaciones: Este estudio proporciona evidencia sólida de que el ayuno intermitente puede ser una estrategia eficaz para mejorar la salud metabólica, particularmente en individuos con riesgo de trastornos metabólicos.

2. Ayuno Intermitente y Salud Cardiovascular

INVESTIGACIÓN: Otro estudio importante se centró en los efectos del ayuno intermitente en la salud cardiovascular.

Hallazgos: Los resultados mostraron que el ayuno intermitente puede reducir varios factores de riesgo cardiovascular, como la presión arterial alta, los niveles de colesterol LDL ("malo") y los triglicéridos. También se observaron mejoras en la eficiencia del corazón y la circulación sanguínea.

Implicaciones: Estos hallazgos sugieren que el ayuno intermitente podría ser una herramienta beneficiosa en la prevención de enfermedades cardíacas, complementando otras estrategias como la dieta y el ejercicio.

. . .

3. Impacto del Ayuno Intermitente en el Rendimiento Cognitivo y la Longevidad

INVESTIGACIÓN: Una investigación fascinante exploró cómo el ayuno intermitente afecta la función cerebral y la longevidad.

Hallazgos: Este estudio indicó que el ayuno intermitente puede tener efectos protectores sobre el cerebro, mejorando la memoria y la función cognitiva. También se sugirió que el ayuno intermitente podría ralentizar algunos procesos de envejecimiento celular, potencialmente aumentando la longevidad.

Implicaciones: Estos resultados son particularmente prometedores para el uso del ayuno intermitente como una intervención para mejorar la salud cerebral y posiblemente extender la esperanza de vida.

NOTA: Para acceder a investigaciones y estudios específicos, recomiendo visitar bases de datos científicas como PubMed, Google Scholar o páginas de instituciones académicas y médicas reconocidas. Estas plataformas te ofrecen una amplia gama de publicaciones científicas, incluidas aquellas relacionadas con el ayuno intermitente y sus efectos en la salud humana.

Análisis Crítico de los Beneficios y Riesgos del Ayuno Intermitente

El ayuno intermitente ha ganado popularidad debido a sus numerosos beneficios reportados. Sin embargo, como con cualquier enfoque dietético, es importante considerar tanto los beneficios como los riesgos para tomar decisiones informadas y seguras.

BENEFICIOS DEL AYUNO Intermitente

· · ·

MEJORA DE LA SALUD METABÓLICA: Los estudios han demostrado consistentemente que el ayuno intermitente mejora la sensibilidad a la insulina y reduce los niveles de glucosa en sangre, lo que es benefi-cioso para la prevención y manejo de la diabetes tipo 2. Además, la pérdida de peso asociada con el ayuno intermitente puede conducir a una reducción en el riesgo de enfermedades metabólicas.

BENEFICIOS CARDIOVASCULARES: La reducción en factores de riesgo como la presión arterial alta y el colesterol mejora la salud cardiovas-cular. Estos efectos son cruciales para la prevención de enfermedades cardíacas.

MEJORAS **Cognitivas y Potencial de Longevidad:** El ayuno intermitente se ha asociado con mejoras en la función cerebral, inclu-yendo memoria y concentración, y podría tener un impacto positivo en la longevidad.

RIESGOS DEL AYUNO **Intermitente**

DESAFÍOS EN LA ADAPTACIÓN: El hambre, los bajos niveles de energía y la irritabilidad son desafíos comunes durante las primeras fases del ayuno intermitente. Estos generalmente disminuyen a medida que el cuerpo se adapta.

RIESGO DE DESÓRDENES ALIMENTICIOS: Existe el riesgo de que el ayuno intermitente pueda desencadenar comportamientos alimenticios desordenados en algunas personas, especialmente en aquellas con una historia previa de trastornos alimenticios.

IMPACTO EN GRUPOS ESPECÍFICOS: No es adecuado para todos, especialmente para mujeres embarazadas o lactantes, niños y adolescentes, y personas con ciertas condiciones médicas.

ANÁLISIS CRÍTICO

Equilibrio entre Beneficios y Riesgos: La clave para un enfoque exitoso del ayuno intermitente es encontrar un equilibrio que maximice los beneficios mientras minimiza los riesgos. Esto implica personalizar el enfoque de ayuno para adaptarse a las necesidades individuales, estilos de vida y condiciones de salud.

ADAPTACIÓN **Progresiva y Escucha del Cuerpo:** Es importante comenzar lentamente y permitir que el cuerpo se adapte gradualmente al ayuno. Escuchar las señales del cuerpo y ajustar el régimen de ayuno en consecuencia puede ayudar a mitigar muchos de los desafíos iniciales.

PREVENCIÓN Y MANEJO DE RIESGOS: Estar consciente de los riesgos y cómo manejarlos es crucial. Por ejemplo, si hay preocupaciones sobre trastornos alimenticios, es esencial buscar asesoramiento profesional antes de comenzar con el ayuno intermitente. Del mismo modo, las personas con condiciones médicas deben consultar con un profesional de la salud para asegurarse de que el ayuno intermitente sea seguro y adecuado para ellas.

· · ·

EDUCACIÓN Y APOYO CONTINUO: La educación continua sobre nutrición y salud, junto con el apoyo de profesionales de la salud, grupos de apoyo o comunidades en línea, puede proporcionar las herramientas necesarias para mantener un enfoque equilibrado y saludable hacia el ayuno intermitente.

CONCLUSIÓN final

El ayuno intermitente es una estrategia dietética con numerosos beneficios potenciales para la salud. Sin embargo, no está exento de desafíos y riesgos. Un análisis crítico y consciente de estos factores, combinado con un enfoque personalizado y la guía de profesionales de la salud cuando sea necesario, puede hacer del ayuno intermitente una práctica segura y efectiva. Al abordarlo de manera informada y cautelosa, los individuos pueden maximizar los beneficios del ayuno intermitente mientras minimizan sus riesgos, haciendo de este enfoque una parte valiosa y sostenible de un estilo de vida saludable.

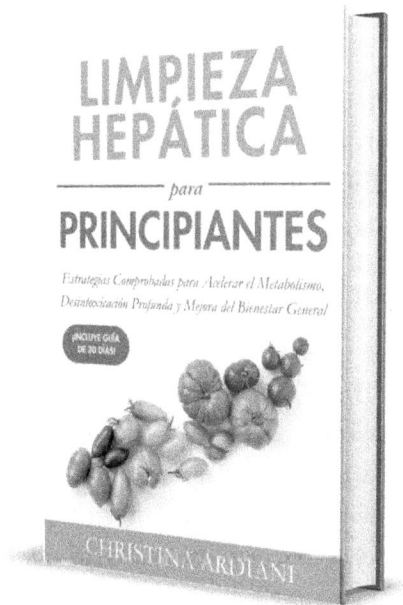

SEGUNDA PARTE

La Limpieza Hepática

8

FUNDAMENTOS DE LA LIMPIEZA HEPÁTICA

L a limpieza hepática es un concepto que se ha popularizado en el campo de la salud y el bienestar. Se centra en apoyar y mejorar la función del hígado, un órgano vital con numerosas responsabilidades en el cuerpo, incluyendo la desintoxicación, la síntesis de proteínas y la producción de químicos necesarios para la digestión.

IMPORTANCIA DEL HÍGADO **en la Salud General**

El hígado juega un papel crucial en el mantenimiento de la salud general. Como principal órgano de desintoxicación, procesa y elimina toxinas y desechos del cuerpo. Además, desempeña un papel esencial en el metabolismo de los nutrientes, la gestión de las reservas de energía, la producción de bilis para la digestión de las grasas y el mantenimiento de niveles adecuados de glucosa en la sangre.

Principios de la Limpieza Hepática

Reducción de la Carga Toxica: La idea detrás de la limpieza hepática es reducir la carga tóxica en el hígado. Esto se logra minimizando la exposición a toxinas dietéticas y ambientales y aumentando la ingesta de alimentos que apoyan las funciones hepáticas.

ALIMENTACIÓN PARA EL SOPORTE HEPÁTICO: Los alimentos que son beneficiosos para la salud del hígado incluyen aquellos ricos en antioxidantes, vitaminas (especialmente vitaminas B y C), minerales y fibra. Ejemplos incluyen verduras de hojas verdes, frutas cítricas, frutos secos, semillas y alimentos ricos en omega-3.

HIDRATACIÓN ADECUADA: Mantenerse bien hidratado es esencial para la salud del hígado. El agua ayuda en la eliminación de desechos y toxinas del cuerpo, facilitando el trabajo del hígado.

EVITAR SUSTANCIAS DAÑINAS: Reducir o eliminar el consumo de alcohol, tabaco y alimentos procesados ayuda a disminuir la carga en el hígado.

RELACIÓN **entre el Ayuno Intermitente y la Limpieza Hepática**
El ayuno intermitente puede ser beneficioso para la salud hepática por varias razones:

REDUCCIÓN **de la Carga de Trabajo del Hígado:** Durante el ayuno, la ingesta de alimentos es limitada o nula, lo que puede dar al hígado un respiro de procesar constantemente nutrientes, toxinas y otras sustancias. Esto puede ser particularmente beneficioso en sociedades donde la dieta habitual es rica en grasas, azúcares y alimentos procesados.

Mejora de la Sensibilidad a la Insulina y Metabolismo de Grasas: El ayuno intermitente ha demostrado mejorar la sensibilidad a la insulina y regular el metabolismo de las grasas. Un hígado más eficiente en el metabolismo de las grasas puede reducir el riesgo de enfermedades hepáticas como el hígado graso no alcohólico.

Promoción de la Autofagia: Se ha sugerido que el ayuno intermitente puede inducir la autofagia, un proceso donde las células eliminan y reciclan componentes dañados. Este proceso puede ser beneficioso para el hígado, ayudando a eliminar las células hepáticas dañadas y mejorando su función general.

Comprender los fundamentos de la limpieza hepática y su relación con prácticas como el ayuno intermitente es crucial para aquellos interesados en mejorar su salud hepática. Al adoptar un enfoque holístico que incluya una dieta adecuada, una reducción en la exposición a toxinas y posiblemente la integración del ayuno intermitente, se puede apoyar de manera efectiva la función del hígado. Esto, a su vez, contribuye a una mejor salud y bienestar general. Sin embargo, es importante recordar que cualquier cambio significativo en la dieta o el estilo de vida debe ser discutido con un profesional de la salud, especialmente para personas con condiciones hepáticas existentes o preocupaciones de salud particulares.

Función y Relevancia del Hígado

El hígado, uno de los órganos más grandes y vitales del cuerpo, desempeña funciones esenciales que son fundamentales para mantener una buena salud. Su relevancia en diversos procesos metabólicos y de desintoxicación lo convierte en un pilar central de nuestro sistema fisiológico.

FUNCIONES **Principales del Hígado**

METABOLISMO DE NUTRIENTES: El hígado juega un papel crucial en el metabolismo de los macronutrientes: proteínas, carbohidratos y grasas. Transforma estos nutrientes en formas que el cuerpo puede utilizar, almacena ciertas sustancias y libera energía cuando es necesario. Por ejemplo, regula los niveles de glucosa en la sangre, convirtiendo el exceso de glucosa en glucógeno para almacenamiento.

DESINTOXICACIÓN: El hígado actúa como un filtro para eliminar toxinas del cuerpo. Procesa todo lo que consumimos, incluidos alimentos, bebidas y medicamentos, y neutraliza sustancias nocivas para que puedan ser eliminadas de manera segura. Este proceso protege otros órganos y sistemas de posibles daños.

PRODUCCIÓN DE BILE: El hígado produce bilis, un fluido esencial para la digestión y absorción de grasas y vitaminas liposolubles (A, D, E y K). La bilis también ayuda en la eliminación de ciertos productos de desecho del cuerpo.

SÍNTESIS DE PROTEÍNAS: Es responsable de la síntesis de muchas proteínas importantes, incluidas aquellas involucradas en la coagulación de la sangre y el transporte de sustancias a través del torrente sanguíneo.

. . .

ALMACENAMIENTO DE VITAMINAS Y MINERALES: Almacena vitaminas y minerales esenciales, como las vitaminas A, D, E, K y B12, y los libera en el torrente sanguíneo según sea necesario.

REGULACIÓN HORMONAL: El hígado también juega un papel en la regulación de hormonas, incluyendo el metabolismo de hormonas como la insulina, el glucagón y las hormonas sexuales.

RELEVANCIA DEL HÍGADO para la Salud General

CENTRO DE DESINTOXICACIÓN: Dado que el hígado filtra y detoxifica la sangre, su capacidad para funcionar correctamente es esencial para proteger el cuerpo de toxinas y agentes patógenos.

SOPORTE NUTRICIONAL: Su papel en el metabolismo de nutrientes significa que el hígado es fundamental en proporcionar al cuerpo la energía y los nutrientes necesarios para el funcionamiento diario.

SALUD DIGESTIVA: A través de la producción de bilis, el hígado contribuye significativamente a una digestión saludable, especialmente en la descomposición y absorción de grasas.

IMPACTO EN OTRAS FUNCIONES CORPORALES: Debido a su influencia en el metabolismo hormonal y la síntesis de proteínas, el hígado tiene un impacto indirecto en diversas funciones del cuerpo, incluyendo la salud cardiovascular, la función inmunológica y el equilibrio hormonal.

. . .

NOTA IMPORTANTE: El hígado es un órgano multitarea cuya salud es crucial para el bienestar general. Sus funciones van desde el procesamiento de nutrientes y la eliminación de toxinas hasta la producción de sustancias clave para la vida. Mantener la salud del hígado a través de una dieta balanceada, limitando la exposición a sustancias tóxicas y prácticas saludables como el ayuno intermitente puede contribuir significativamente a la salud y longevidad general. **Dada su importancia, cualquier signo de disfunción hepática debe ser evaluado por un profesional médico.**

¿QUÉ ES LA LIMPIEZA HEPÁTICA?

LA LIMPIEZA hepática es un concepto que se ha vuelto cada vez más popular en el mundo de la salud y el bienestar. Se refiere a prácticas y protocolos diseñados para mejorar la función del hígado, con el objetivo de facilitar su capacidad para procesar y eliminar toxinas del cuerpo.

Funciones y Objetivos de la Limpieza Hepática

Mejora de la Función Hepática: La limpieza hepática se centra en optimizar la habilidad del hígado para filtrar la sangre, eliminar toxinas, procesar grasas y contribuir al metabolismo general. Esto se considera especialmente importante en un contexto donde estamos expuestos regularmente a toxinas ambientales y dietéticas.

SOPORTE EN LA DESINTOXICACIÓN: Dada la función del hígado en la neutralización y eliminación de sustancias nocivas, una limpieza hepática busca apoyar estos procesos, posiblemente aliviando la carga de trabajo del órgano.

. . .

Promoción de una Digestión Saludable: Al mejorar la función hepática y la producción de bilis, una limpieza hepática puede contribuir a una mejor digestión, especialmente en la descomposición y absorción de grasas.

¿Cómo se Realiza una Limpieza Hepática?

La limpieza hepática puede realizarse de varias maneras, que incluyen:

Cambios en la Dieta: Consumir alimentos que son conocidos por apoyar la salud del hígado, como frutas y verduras ricas en antioxidantes, grasas saludables y proteínas magras. Limitar el consumo de alcohol y alimentos procesados también es esencial.

Suplementos y Hierbas: Algunos protocolos de limpieza hepática incluyen el uso de suplementos y hierbas como el cardo mariano, la cúrcuma y el diente de león, que se cree que tienen propiedades que apoyan la función hepática.

Hidratación: Mantenerse bien hidratado es fundamental para facilitar la función de desintoxicación del hígado.

Beneficios Potenciales de la Limpieza Hepática

Mejora de la Salud General: Dado que el hígado juega un papel crucial en numerosos procesos fisiológicos, su óptimo funcionamiento es esencial para la salud general.

· · ·

Aumento de Energía: Al mejorar la eficiencia del hígado en la filtración de toxinas y el metabolismo de nutrientes, algunas personas reportan un aumento en sus niveles de energía.

Mejora en la Digestión: Un hígado saludable y una producción adecuada de bilis pueden contribuir a una digestión más efectiva y cómoda.

Prevención de Enfermedades Hepáticas: Aunque una limpieza hepática no es una cura para las enfermedades del hígado, puede ser un componente útil en un enfoque preventivo para mantener la salud del hígado.

La limpieza hepática representa un enfoque centrado en mejorar y mantener la salud del hígado. A través de la dieta, la hidratación adecuada y, en algunos casos, el uso de suplementos, se busca apoyar las funciones esenciales de este órgano vital. Si bien los beneficios específicos pueden variar de persona a persona, el concepto subyacente es que un hígado sano es fundamental para el bienestar general. Como siempre, antes de emprender cualquier régimen de limpieza hepática, especialmente si incluye suplementos o cambios drásticos en la dieta, es recomendable consultar con un profesional de la salud para garantizar que sea seguro y adecuado para tus circunstancias individuales.

9

BENEFICIOS Y MITOS DE LA LIMPIEZA HEPÁTICA

L a limpieza hepática es un tema que ha suscitado tanto interés como controversia en el ámbito de la salud y el bienestar. Mientras que algunos afirman que ofrece beneficios significativos, otros argumentan que está rodeada de mitos y malentendidos. Aquí exploraremos ambos aspectos para ofrecer una perspectiva equilibrada.

Beneficios de la Limpieza Hepática

Mejora de la Función Hepática: Un beneficio propuesto de la limpieza hepática es que puede ayudar a optimizar la función del hígado. Al reducir la carga tóxica y proporcionar nutrientes esenciales, el hígado puede operar de manera más eficiente, procesando toxinas y metabolizando nutrientes de manera efectiva.

Soporte en la Desintoxicación Natural del Cuerpo: El hígado es el principal órgano de desintoxicación del cuerpo. La limpieza hepática, a través de una dieta saludable y la eliminación de sustancias nocivas, puede apoyar este proceso natural, potencialmente mejorando la eliminación de toxinas.

Promoción de una Digestión Saludable: Al mejorar la producción y flujo de bilis, la limpieza hepática puede facilitar una digestión más eficiente, especialmente en la descomposición de las grasas, lo que puede llevar a una mejor absorción de nutrientes y a una disminución de problemas digestivos como la hinchazón y el estreñimiento.

Mejora en los Niveles de Energía: Algunos defensores de la limpieza hepática reportan un aumento en los niveles de energía. Esto podría deberse a la mejora en la función metabólica y la eficiencia en la eliminación de toxinas.

Prevención de Enfermedades Hepáticas: Mientras que la limpieza hepática no puede curar enfermedades hepáticas, una dieta enfocada en la salud del hígado puede jugar un papel en la prevención de problemas hepáticos, especialmente en aquellos relacionados con el estilo de vida, como el hígado graso no alcohólico.

Mitos de la Limpieza Hepática

"Elimina Piedras Biliares": Uno de los mitos más comunes es que las limpiezas hepáticas pueden eliminar piedras biliares. Sin embargo, no hay evidencia científica que respalde esta afirmación. Las piedras biliares generalmente requieren intervención médica para su tratamiento efectivo.

"Desintoxica Completamente el Cuerpo": Aunque la limpieza hepática puede apoyar la función hepática, la idea de que puede desintoxicar completamente el cuerpo es engañosa. La desintoxicación es un proceso complejo y continuo que involucra múltiples sistemas en el cuerpo.

"Resultados Inmediatos y Dramáticos": Algunas personas esperan resultados inmediatos y muy notorios de las limpiezas hepáticas. Sin embargo, los beneficios reales suelen ser más sutiles y se manifiestan a lo largo del tiempo con prácticas consistentes de vida saludable.

"Necesario para Personas Saludables": Hay una creencia de que todos necesitan realizar limpiezas hepáticas regularmente. En realidad, para la mayoría de las personas sanas, mantener un estilo de vida saludable y una dieta equilibrada es suficiente para apoyar la salud del hígado.

"Sustituto de Tratamientos Médicos": La limpieza hepática no debe verse como un sustituto de los tratamientos médicos, especialmente para aquellos con condiciones hepáticas diagnosticadas. Siempre es importante consultar con profesionales de la salud antes de iniciar cualquier régimen de limpieza hepática, particularmente si existen problemas de salud subyacentes.

IMPORTANTE: Recuerda que mientras que la limpieza hepática puede ofrecer ciertos beneficios, especialmente en términos de apoyar la función hepática y mejorar la digestión, es importante abordarla con una comprensión clara de lo que puede y no puede hacer. Los mitos y exageraciones que rodean a la limpieza hepática deben ser evaluados críticamente. Una aproximación equilibrada y basada en evidencia siempre será la más beneficiosa para la salud del hígado y el bienestar general. En última instancia, el enfoque más efectivo y seguro es mantener un estilo de vida saludable que incluya una dieta equilibrada, ejercicio regular y evitación de sustancias nocivas.

Es crucial comprender que la salud del hígado es un reflejo de nuestros hábitos de vida en general. En lugar de depender únicamente de protocolos de limpieza hepática, la clave está en adoptar hábitos saludables a largo plazo. Esto incluye consumir alimentos ricos en nutrientes, mantenerse hidratado, reducir el consumo de alcohol y evitar sustancias tóxicas.

Además, es importante reconocer los límites de las limpiezas hepáticas. Mientras que pueden ser una herramienta útil para promover la salud hepática, no reemplazan la atención médica profesional, especialmente para quienes padecen enfermedades hepáticas. En caso de dudas o condiciones de salud preexistentes, siempre es aconsejable consultar a un médico o especialista en salud.

En resumen: La limpieza hepática puede tener un lugar en un enfoque integral hacia la salud, pero debe ser entendida y abordada correctamente. Desmitificar las creencias erróneas y centrarse en prácticas basadas en la evidencia y un estilo de vida saludable es la mejor manera de apoyar la función hepática y, por extensión, la salud general. Recordemos que el cuidado del hígado es un proceso continuo y multifacético que se beneficia más de un compromiso a largo plazo con un estilo de vida saludable que de soluciones rápidas o curas milagrosas.

Beneficios Asegurados vs. Mitos Comunes

Beneficios Asegurados vs. Mitos Comunes de la Limpieza Hepática

En el ámbito de la limpieza hepática, es esencial diferenciar entre los beneficios respaldados por la evidencia y los mitos comunes. Entre los diversos beneficios mencionados anteriormente, dos de los más relevantes y respaldados por la ciencia son la mejora de la función hepática y el apoyo en la desintoxicación natural del cuerpo. Vamos a explorar estos beneficios en detalle.

1. Mejora de la Función Hepática

Fundamento Científico: La función principal del hígado es filtrar la sangre proveniente del tracto digestivo antes de pasarla al resto del cuerpo, desintoxicar químicos y metabolizar fármacos. La mejora de la función hepática a través de la limpieza hepática se centra en optimizar estos procesos.

Cómo Funciona: Una limpieza hepática eficaz implica adoptar una dieta que apoye la salud del hígado, como alimentos ricos en antioxidantes (frutas y verduras), grasas saludables (aceite de oliva, pescado) y proteínas magras. Estos nutrientes ayudan a reducir la inflamación y el estrés oxidativo en el hígado, mejorando así su capacidad para realizar sus funciones vitales.

Impacto en la Salud General: Un hígado saludable tiene un impacto significativo en la salud general. Al mejorar su funcionamiento, se promueve una mejor digestión, se regula mejor el metabolismo y se mejora la eliminación de toxinas del cuerpo, lo que puede traducirse en mayor energía y bienestar general.

Consideraciones Importantes: Si bien la mejora de la dieta puede beneficiar la salud del hígado, es importante recordar que los "detox" extremos o las dietas de limpieza severas no son necesarias y pueden ser perjudiciales. Un enfoque equilibrado y sostenible es siempre más recomendable.

1. Apoyo en la Desintoxicación Natural del Cuerpo

Fundamento Científico: El hígado es el órgano central en el proceso de desintoxicación del cuerpo. Descompone y neutraliza sustancias nocivas (toxinas) para que puedan ser eliminadas de manera segura.

Cómo Funciona: Al seguir una dieta que apoya la función hepática, se puede ayudar al hígado a desempeñar su rol de desintoxicación más eficientemente. Esto incluye no solo los alimentos que se consumen, sino también los que se evitan, como el alcohol excesivo y los alimentos procesados y altos en azúcar.

Impacto en la Salud General: Una desintoxicación efectiva contribuye a reducir la carga tóxica en el cuerpo, lo que puede disminuir el riesgo de enfermedades crónicas, mejorar la claridad mental y aumentar los niveles de energía. Además, un hígado que funciona bien es crucial para mantener un sistema inmunológico fuerte.

Consideraciones Importantes: La desintoxicación es un proceso continuo y natural del cuerpo. Las limpiezas hepáticas deben verse como una forma de apoyar este proceso natural, no como un reemplazo. Es vital evitar los enfoques extremos y siempre consultar con un profesional de la salud antes de realizar cambios significativos en la dieta o el estilo de vida, especialmente si se tienen condiciones de salud existentes.

La mejora de la función hepática y el apoyo en la desintoxicación natural del cuerpo son dos beneficios fundamentales y respaldados por la evidencia de la limpieza hepática. Al enfocarse en una alimentación saludable y en el mantenimiento de un estilo de vida que minimice la exposición a toxinas, se puede apoyar eficazmente la salud del hígado. Estos beneficios, abordados de manera equilibrada y con el respaldo de un estilo de vida saludable, son clave para mantener la salud y el bienestar general.

Mitos Comunes de la Limpieza Hepática en desarrollo

Aunque la limpieza hepática cuenta con ciertos beneficios, también está rodeada de mitos que pueden llevar a malentendidos y expectativas poco realistas. Dos de los mitos más comunes y relevantes son la idea de que la limpieza hepática elimina piedras biliares y que desintoxica completamente el cuerpo.

Mito 1: "Elimina Piedras Biliares"

Explicación del Mito: Existe una creencia popular de que ciertos regímenes de limpieza hepática pueden eliminar las piedras biliares del hígado y la vesícula biliar. Estos regímenes suelen incluir la ingesta de jugos, aceites y otros suplementos.

Realidad Científica: No hay evidencia científica sólida que respalde la afirmación de que las limpiezas hepáticas pueden disolver o eliminar piedras biliares. Las piedras biliares son depósitos duros que se forman en la vesícula biliar y generalmente requieren tratamiento médico, que puede incluir medicamentos o cirugía.

Riesgos Asociados: Intentar tratar las piedras biliares con métodos de limpieza hepática no solo es ineficaz, sino que también puede ser peligroso. Puede retrasar el tratamiento médico necesario y potencialmente exacerbar la condición.

Mito 2: "Desintoxica Completamente el Cuerpo"

Explicación del Mito: Otro mito común es que la limpieza hepática puede desintoxicar completamente el cuerpo, eliminando todos los toxinas acumuladas y ofreciendo una especie de "reinicio" para la salud.

Realidad Científica: La desintoxicación es un proceso complejo y continuo que involucra múltiples órganos, incluidos el hígado, los riñones, el tracto digestivo, la piel y los pulmones. Aunque ciertas prácticas pueden apoyar la función hepática, ninguna limpieza puede eliminar completamente todas las toxinas del cuerpo.

Enfoque Equilibrado: Un enfoque más realista para apoyar la desintoxicación natural del cuerpo incluye mantener una dieta saludable, beber suficiente agua, hacer ejercicio regularmente y evitar la exposición a sustancias tóxicas. Estas prácticas ayudan a los órganos del cuerpo a funcionar de manera óptima, facilitando la eliminación natural de toxinas.

Es esencial abordar el concepto de limpieza hepática con un entendimiento claro de lo que es y no es capaz de hacer. Mientras ciertos aspectos de la limpieza hepática pueden ser beneficiosos para apoyar la función hepática y la salud general, es importante reconocer y descartar los mitos que carecen de fundamentos científicos. Adoptar un enfoque equilibrado y basado en la evidencia es la mejor manera de cuidar la salud del hígado y, por extensión, la salud general.

NOTA: Para cualquier tratamiento relacionado con condiciones hepáticas específicas o para la implementación de cambios significativos en la dieta o el estilo de vida, siempre es recomendable consultar con un profesional de la salud.

Perspectiva Científica sobre la Limpieza Hepática

La limpieza hepática, un término ampliamente utilizado en el ámbito de la salud alternativa, ha generado debate en la comunidad científica y médica. La perspectiva científica sobre este tema es compleja y matizada, y varía dependiendo de los aspectos específicos de la limpieza hepática que se consideren.

Escepticismo sobre las Prácticas Extremas

Métodos No Convencionales: Hay un escepticismo significativo en la comunidad científica sobre ciertas prácticas de limpieza hepática, especialmente aquellas que prometen "desintoxicar" rápidamente el hígado. Estos métodos a menudo involucran dietas restrictivas, el uso de suplementos herbales específicos o protocolos de ayuno extremo.

Falta de Evidencia Científica: Muchas de las afirmaciones hechas por los defensores de estas prácticas de limpieza no están respaldadas por evidencia científica robusta. Los estudios clínicos que prueban la eficacia de estas limpiezas en la eliminación de toxinas o en la mejora de la función hepática son limitados o inexistentes.

Reconocimiento de la Importancia de un Hígado Saludable

Rol Fundamental del Hígado: Existe un consenso universal en la comunidad médica sobre la importancia crítica del hígado para la salud general. El hígado desempeña funciones esenciales en la desintoxicación, el metabolismo y la regulación hormonal.

Estilos de Vida Saludables: Los médicos y científicos generalmente están de acuerdo en que mantener un estilo de vida saludable es clave para apoyar la función hepática. Esto incluye una dieta balanceada, ejercicio regular, hidratación adecuada y evitar el consumo excesivo de alcohol y sustancias tóxicas.

Perspectivas sobre Tratamientos Naturales y Dietas

Beneficios de Algunas Intervenciones Dietéticas: Algunos aspectos de lo que comúnmente se promociona como "limpieza hepática", como el consumo de ciertos alimentos ricos en antioxidantes y bajos en toxinas, son generalmente vistos como beneficiosos. Alimentos como las verduras de hojas verdes, frutas cítricas, y grasas saludables pueden apoyar la salud del hígado.

Enfoque en la Evidencia: Aunque hay un reconocimiento del potencial de ciertos alimentos y hierbas para apoyar la salud del hígado, la comunidad científica enfatiza la necesidad de un enfoque basado en la evidencia. La suplementación y las dietas deben ser evaluadas críticamente y respaldadas por investigaciones sólidas.

Recepción Mixta en la Comunidad Médica

Diversidad de Opiniones: Entre los profesionales de la salud, hay una variedad de opiniones sobre la limpieza hepática. Algunos están abiertos a enfoques integrativos que incluyen aspectos de la medicina alternativa, mientras que otros se adhieren estrictamente a tratamientos y recomendaciones basadas en pruebas clínicas convencionales.

Recomendaciones Personalizadas: La mayoría de los médicos prefieren enfocarse en recomendaciones personalizadas basadas en las necesidades individuales de salud del paciente en lugar de protocolos de limpieza hepática genéricos.

La perspectiva científica sobre la limpieza hepática es una de cautela y escepticismo hacia afirmaciones exageradas y protocolos no probados, combinada con un reconocimiento de la importancia de la nutrición y los hábitos de vida saludables para la función hepática. La comunidad médica enfatiza la necesidad de enfoques basados en evidencia y desalienta la dependencia de métodos extremos o no comprobados. Mantener un hígado saludable es más una cuestión de un estilo de vida saludable continuo que de intervenciones dietéticas aisladas o regímenes de limpieza agresivos.

10

MÉTODOS DE LIMPIEZA HEPÁTICA

L a limpieza hepática puede ser abordada desde diferentes ángulos, cada uno con sus propias metodologías y fundamentos. A continuación, destacamos tres métodos principales que son frecuentemente mencionados en el contexto de la limpieza hepática.

1. Cambios en la Dieta y Nutrición

FUNDAMENTOS: Este método se basa en la idea de que ciertos alimentos pueden apoyar la función hepática y ayudar al cuerpo a eliminar toxinas de manera más efectiva.

Cómo Funciona: Implica incorporar alimentos que son conocidos por sus propiedades beneficiosas para el hígado, tales como verduras de hoja verde, frutas ricas en antioxidantes, y alimentos ricos en fibra. También se recomienda evitar o reducir el consumo de alcohol, alimentos procesados y azúcares refinados.

Beneficios: Estos cambios dietéticos pueden reducir la carga sobre el hígado, promover la salud hepática y mejorar la desintoxicación general del cuerpo.

Consideraciones Prácticas: Es importante adoptar un enfoque equilibrado, asegurándose de no excluir grupos de alimentos esenciales y mantener una dieta nutritiva y variada.

2. Uso de Suplementos y Hierbas

FUNDAMENTOS: Algunos suplementos y hierbas son promocionados por sus propiedades que supuestamente apoyan la función hepática.

Suplementos Comunes: Incluyen el cardo mariano, la cúrcuma, el diente de león y la alcachofa. Estas hierbas se han utilizado tradicionalmente para tratar diversas dolencias hepáticas.

Cómo Funcionan: Se cree que estos suplementos ayudan a proteger y reparar las células hepáticas, apoyan la eliminación de toxinas y estimulan la producción de bilis.

Consideraciones Prácticas: Si bien algunos estudios sugieren beneficios, es crucial consultar con un profesional de la salud antes de comenzar cualquier régimen de suplementos, especialmente para personas con condiciones de salud preexistentes o que están tomando otros medicamentos.

3. Prácticas de Estilo de Vida

FUNDAMENTOS: Este enfoque se enfoca en la adopción de prácticas de estilo de vida saludables que contribuyen a la salud general del hígado.

Actividades Clave: Incluyen la regularidad en el ejercicio físico, la gestión del estrés, mantener una hidratación adecuada y asegurar un descanso suficiente y reparador.

Beneficios: El ejercicio ayuda a mejorar la circulación y la eficiencia del metabolismo, lo cual beneficia al hígado. La gestión del estrés y un sueño adecuado también son esenciales para el funcionamiento óptimo del hígado.

Consideraciones Prácticas: Integrar estas prácticas en la rutina diaria puede ser más sostenible y beneficioso a largo plazo que los enfoques dietéticos o de suplementos más drásticos.

IMPORTANTE: Los métodos de limpieza hepática varían desde cambios dietéticos y nutricionales hasta el uso de suplementos y la adopción de prácticas de estilo de vida saludables. Es importante recordar que no existe un enfoque único para todos en la limpieza hepática. La clave es encontrar un método que se adapte a las necesidades individuales, preferencias y condiciones de salud de cada persona. Además, cualquier cambio significativo en la dieta o estilo de vida, especialmente si incluye suplementos, debe ser discutido con un profesional de la salud para asegurar su seguridad y eficacia. En última instancia, un enfoque equilibrado y sostenible que promueva la salud general del hígado es la mejor manera de apoyar su funcionamiento y, por ende, la salud general del cuerpo.

- **Ahora continuaremos con el desarrollo del metodo numero 2:**

Uso de Suplementos y Hierbas para la Limpieza Hepática

La utilización de suplementos y hierbas en la limpieza hepática se basa en la medicina tradicional y la fitoterapia, que utilizan plantas y extractos naturales para apoyar la salud del hígado y mejorar sus funciones. Este enfoque se ha popularizado como un método complementario para promover la salud hepática.

· · ·

Principales Suplementos y Hierbas Utilizados

1. Cardo Mariano (Silybum marianum):

PROPIEDADES: Conocido por su compuesto activo, la silimarina, se cree que el cardo mariano protege las células hepáticas de los daños y estimula la regeneración de tejido hepático.

Evidencia Científica: Algunos estudios han mostrado que la silimarina tiene propiedades antioxidantes y antiinflamatorias y puede ayudar en el tratamiento de enfermedades hepáticas como la hepatitis y el hígado graso.

1. Cúrcuma (Curcuma longa):

PROPIEDADES: La cúrcuma, y en particular su componente activo, la curcumina, es conocida por sus efectos antiinflamatorios y antioxidantes.

Efectos en el Hígado: Se ha investigado su papel en la protección del hígado contra daños tóxicos y en la mejora de la función hepática en general.

1. Diente de León (Taraxacum officinale):

PROPIEDADES: Tradicionalmente utilizado como un diurético natural, el diente de león también se utiliza para estimular la producción de bilis y mejorar las funciones hepáticas y digestivas.

Investigación: Aunque la evidencia científica es limitada, algunos estudios sugieren que el diente de león puede tener efectos protectores sobre el hígado.

1. Alcachofa (Cynara scolymus):

PROPIEDADES: Se cree que la alcachofa ayuda en la regeneración del tejido hepático y en la producción de bilis.

Evidencia Científica: Estudios han indicado que la alcachofa puede ser beneficiosa en el tratamiento de trastornos hepáticos debido a sus propiedades antioxidantes y su capacidad para mejorar la función hepática.

CONSIDERACIONES para el Uso de Suplementos y Hierbas

INTERACCIONES Y CONTRAINDICACIONES: Es crucial estar consciente de las posibles interacciones de estos suplementos con medicamentos y otras condiciones de salud. Por ejemplo, el cardo mariano puede interactuar con ciertos medicamentos, mientras que la cúrcuma puede no ser adecuada para personas con trastornos de la vesícula biliar.

CALIDAD Y DOSIFICACIÓN: La calidad de los suplementos y hierbas es de suma importancia. Es recomendable optar por productos de fuentes confiables y bajo la guía de un profesional de la salud, quien puede aconsejar sobre la dosificación adecuada.

EVIDENCIA CIENTÍFICA: Aunque hay estudios que respaldan los beneficios de estas hierbas para la salud hepática, es importante recordar que la investigación aún es limitada en algunos aspectos y que más estudios son necesarios para confirmar plenamente su eficacia y seguridad.

EL USO de suplementos y hierbas puede ser una estrategia valiosa en el apoyo a la salud del hígado, pero debe abordarse con cuidado y conocimiento. La consulta con profesionales de la salud es esencial para garantizar un uso seguro y efectivo de estos recursos naturales, especialmente en personas con condiciones de salud preexistentes o aquellas que están bajo tratamientos médicos. Integrar estos suplementos dentro de un enfoque más amplio de vida saludable y nutrición balanceada es la mejor manera de aprovechar sus potenciales beneficios para la salud hepática.

DIETAS Y SUPLEMENTOS para la Limpieza Hepática

LA INTEGRACIÓN de ciertas dietas y suplementos puede ser una estrategia efectiva para apoyar la limpieza hepática. Estos enfoques dietéticos y suplementos específicos están diseñados para optimizar la función hepática y mejorar el proceso de desintoxicación del cuerpo.

DIETAS QUE COMPLEMENTAN la Limpieza Hepática

. . .

Dieta Mediterránea:

Descripción: Esta dieta se centra en el consumo de alimentos ricos en ácidos grasos omega-3, antioxidantes y fibra, como frutas y verduras frescas, granos enteros, aceite de oliva, pescado y frutos secos.

Beneficios para el Hígado: La dieta mediterránea ha sido asociada con un menor riesgo de enfermedades hepáticas, incluyendo el hígado graso no alcohólico. Su riqueza en antioxidantes y grasas saludables apoya la función hepática y reduce la inflamación.

Implementación: Incluir más pescado en la dieta, utilizar aceite de oliva como grasa principal y aumentar el consumo de frutas, verduras y frutos secos.

Dieta Rica en Fibra:

Descripción: Una dieta alta en fibra incluye alimentos como legumbres, granos enteros, frutas y verduras.

Beneficios para el Hígado: La fibra ayuda en la eliminación de toxinas a través del sistema digestivo, reduciendo así la carga sobre el hígado. También puede ayudar en la regulación de los niveles de azúcar en la sangre y la reducción del colesterol, factores importantes para la salud hepática.

Implementación: Incorporar una variedad de fuentes de fibra en cada comida, como avena, lentejas, manzanas y brócoli.

Dieta Baja en Alimentos Procesados:

. . .

DESCRIPCIÓN: Esta dieta implica limitar el consumo de alimentos procesados, que a menudo contienen altos niveles de azúcares, grasas no saludables y aditivos.

Beneficios para el Hígado: Reducir los alimentos procesados puede disminuir la exposición a toxinas y sustancias químicas que el hígado debe procesar, facilitando así su función de desintoxicación.

Implementación: Optar por alimentos frescos y enteros, cocinar en casa y evitar comidas rápidas y snacks procesados.

Suplementos que Ayudan en la Limpieza Hepática

Cardo Mariano (Silybum marianum):

PROPIEDADES: Contiene silimarina, conocida por su capacidad para proteger y reparar las células hepáticas y apoyar la desintoxicación.

Uso: Disponible en cápsulas o como extracto líquido, el cardo mariano puede tomarse diariamente según las indicaciones del producto.

CÚRCUMA (CURCUMA LONGA):

PROPIEDADES: Su componente activo, la curcumina, tiene propiedades antiinflamatorias y antioxidantes.

Uso: Puede ser incorporada en la dieta a través de la cocina o tomada como suplemento en forma de cápsula.

DIENTE DE LEÓN (TARAXACUM OFFICINALE):

. . .

PROPIEDADES: Tradicionalmente utilizado por sus propiedades diuréticas y como estimulante de la producción de bilis.

Uso: Disponible en forma de té, cápsulas o tinturas.

ALCACHOFA (CYNARA SCOLYMUS):

PROPIEDADES: Promueve la producción de bilis y la regeneración del tejido hepático.

Uso: Puede consumirse en su forma natural o como suplemento.

Omega-3 Ácidos Grasos:

PROPIEDADES: Estos ácidos grasos, encontrados en el pescado y en ciertos suplementos, son conocidos por sus efectos antiinflamatorios y su capacidad para mejorar la salud hepática.

Uso: Los suplementos de aceite de pescado o de algas son opciones comunes.

LA COMBINACIÓN de dietas específicas y suplementos puede ser una estrategia efectiva para apoyar la limpieza y salud hepática. La Dieta Mediterránea, una dieta rica en fibra, y una alimentación baja en alimentos procesados son enfoques dietéticos que pueden beneficiar la función hepática. Paralelamente, suplementos como el cardo mariano, la cúrcuma, el diente de león, la alcachofa y los ácidos grasos omega-3 pueden complementar estos cambios dietéticos para mejorar aún más la salud del hígado.

ES IMPORTANTE DESTACAR QUE, mientras los cambios en la dieta y ciertos suplementos pueden apoyar la salud hepática, no deben ser vistos como curas milagrosas ni reemplazos para el tratamiento médico en caso de enfermedades hepáticas serias. La mejor práctica es abordar la limpieza hepática de manera integral, con un enfoque en una alimentación saludable y un estilo de vida equilibrado.

ANTES DE INICIAR cualquier régimen de suplementos, es crucial consultar con un profesional de la salud, especialmente si se tienen condiciones médicas preexistentes o se están tomando otros medicamentos. La seguridad y la eficacia deben ser siempre la prioridad.

EN RESUMEN Y PARA CULMINAR, la limpieza hepática a través de dietas específicas y suplementos seleccionados puede ser una parte valiosa de un enfoque holístico para mantener un hígado saludable y, por extensión, promover un bienestar general. Sin embargo, debe hacerse con conocimiento, precaución y, preferiblemente, bajo la orientación de profesionales de la salud.

Protocolos Naturales y Alternativos en la Limpieza Hepática

La limpieza hepática a menudo implica el uso de métodos naturales y alternativos para apoyar la función hepática y promover la desintoxicación. Estos protocolos varían en su enfoque y pueden incluir cambios dietéticos, uso de hierbas y suplementos, y prácticas de estilo de vida. A continuación, destacamos algunos de los protocolos naturales y alternativos más importantes para la limpieza hepática.

1. Ayuno y Dietas de Desintoxicación

DESCRIPCIÓN: El ayuno o las dietas de desintoxicación implican restringir temporalmente la ingesta de alimentos sólidos y centrarse en jugos, caldos o infusiones. Estas dietas están diseñadas para dar un descanso al sistema digestivo y, por ende, al hígado.

CÓMO FUNCIONA: Al reducir la carga de trabajo del hígado, estos métodos pueden ayudar en el proceso natural de desintoxicación del cuerpo. Se cree que el ayuno, en particular, promueve la autofagia, un proceso celular que elimina las células dañadas y contribuye a la regeneración celular.

CONSIDERACIONES: Es fundamental realizar estos ayunos o dietas de desintoxicación bajo supervisión médica, especialmente para personas con condiciones de salud preexistentes. Estos métodos no son adecuados para todos y podrían tener efectos adversos si no se manejan correctamente.

2. Uso de Hierbas Detoxificantes

DESCRIPCIÓN: Algunas hierbas son conocidas por sus propiedades que apoyan la función hepática y promueven la desintoxicación.

HIERBAS COMUNES: Incluyen el cardo mariano, la cúrcuma, el diente de león y la alcachofa. Estas hierbas se pueden consumir en forma de tés, cápsulas o tinturas.

CÓMO FUNCIONAN: Estas hierbas contienen compuestos que pueden proteger las células hepáticas del daño, estimular la producción de bilis y facilitar la eliminación de toxinas.

· · ·

CONSIDERACIONES: Es importante elegir hierbas de alta calidad y consultar con un profesional de la salud antes de comenzar cualquier régimen de hierbas, especialmente si se está tomando medicación o se tienen condiciones de salud específicas.

3. Terapias de Estilo de Vida

DESCRIPCIÓN: Cambios en el estilo de vida, como la práctica regular de ejercicio, una buena gestión del estrés y asegurar un sueño adecuado, son fundamentales para apoyar la función hepática.

CÓMO FUNCIONAN: El ejercicio regular mejora la circulación y ayuda en la eficiencia metabólica, lo que beneficia al hígado. La gestión del estrés y un sueño adecuado son esenciales para evitar el exceso de carga en el hígado y permitir que el cuerpo se recupere y repare.

PRÁCTICAS ESPECÍFICAS: Incluir actividades como el yoga, la meditación y técnicas de relajación puede ser particularmente beneficioso para reducir el estrés, uno de los factores que pueden afectar negativamente la salud hepática.

4. Alimentación Orientada a la Salud Hepática

DESCRIPCIÓN: Adoptar una dieta rica en alimentos que apoyan la salud del hígado y baja en aquellos que la comprometen.

· · ·

ALIMENTOS RECOMENDADOS: Incluir abundantes frutas y verduras, especialmente aquellas ricas en antioxidantes, así como alimentos ricos en fibra y grasas saludables. Limitar el alcohol, los alimentos procesados y los azúcares refinados.

CÓMO FUNCIONA: Una dieta saludable puede reducir la inflamación y el estrés oxidativo en el hígado, apoyando su capacidad para procesar toxinas y grasas de manera eficiente.

5. Hidroterapia y Técnicas de Desintoxicación Física

DESCRIPCIÓN: La hidroterapia del colon, saunas y baños de desintoxicación son técnicas físicas utilizadas para apoyar la eliminación de toxinas.

CÓMO FUNCIONAN: Estas técnicas pueden ayudar a eliminar toxinas a través de la piel y el tracto digestivo, complementando la función de desintoxicación del hígado.

Consideraciones Importantes

Aunque estas prácticas pueden ofrecer una sensación de bienestar y apoyar la desintoxicación, es importante entender que su eficacia varía y no deben sustituir las funciones naturales de desintoxicación del cuerpo llevadas a cabo por el hígado y los riñones. Además, procedimientos como la hidroterapia del colon **deben realizarse bajo la supervisión de profesionales calificados, ya que existe un riesgo de complicaciones si se hace de manera incorrecta. Siempre consulta con un profesional de la salud.**

. . .

LOS MÉTODOS naturales y alternativos para la limpieza hepática abarcan una variedad de enfoques, desde cambios dietéticos y el uso de hierbas hasta terapias de estilo de vida y técnicas físicas de desintoxicación. Cada uno de estos métodos tiene como objetivo apoyar la función hepática y mejorar la desintoxicación general del cuerpo. Sin embargo, es crucial abordar estos métodos con un enfoque equilibrado y crítico.

LA EFECTIVIDAD de estos protocolos puede variar de persona a persona, y lo que funciona para uno puede no ser adecuado para otro. Por lo tanto, es fundamental que las personas interesadas en probar estos métodos consulten con profesionales de la salud, especialmente si tienen condiciones médicas preexistentes o están tomando medicamentos. Además, es importante recordar que estos métodos deben ser parte de un enfoque integral de salud que incluya una dieta equilibrada, ejercicio regular y un estilo de vida saludable.

EN ÚLTIMA INSTANCIA, la clave para una limpieza hepática efectiva y segura radica en el equilibrio y la moderación, apoyando al cuerpo en sus procesos naturales de desintoxicación y manteniendo prácticas saludables a largo plazo

11

NUTRICIÓN PARA UN HÍGADO SALUDABLE

U na nutrición adecuada juega un papel crucial en el mantenimiento de un hígado saludable. La dieta no solo afecta la salud general del hígado, sino que también puede influir en la capacidad del órgano para realizar sus funciones esenciales de metabolismo, desintoxicación y síntesis. Este capítulo se centra en cómo una nutrición adecuada puede apoyar la salud del hígado, respaldado por evidencia científica.

Alimentos Beneficiosos para el Hígado

Frutas y Verduras Frescas:

RAZONES: Ricas en antioxidantes, vitaminas y minerales, estas ayudan a reducir el estrés oxidativo y la inflamación en el hígado.

Evidencia Científica: Estudios indican que los antioxidantes presentes en frutas y verduras, como la vitamina C y E, pueden proteger las células hepáticas del daño.

. . .

GRANOS INTEGRALES:

RAZONES: Los granos integrales contienen fibra, que ayuda en la digestión y puede prevenir problemas como la obesidad y el hígado graso no alcohólico.

Evidencia Científica: La fibra en los granos integrales ayuda a regular los niveles de azúcar en la sangre y a mantener un peso saludable, factores clave en la prevención de enfermedades hepáticas.

PROTEÍNAS MAGRAS:

RAZONES: Las proteínas magras, como el pescado, el pollo y las legumbres, proporcionan los aminoácidos esenciales sin el exceso de grasa.

Evidencia Científica: El consumo de grasas saturadas y trans se ha asociado con un mayor riesgo de enfermedades hepáticas. Las proteínas magras son una alternativa saludable que apoya la función hepática.

GRASAS SALUDABLES:

RAZONES: Las grasas saludables, especialmente los ácidos grasos omega-3, tienen propiedades antiinflamatorias que pueden beneficiar al hígado.

Evidencia Científica: Los estudios han demostrado que los ácidos grasos omega-3, encontrados en el pescado, las nueces y las semillas de lino, pueden ayudar a reducir la acumulación de grasa en el hígado y combatir la inflamación.

· · ·

Nutrientes Clave para la Salud del Hígado

Antioxidantes:

Importancia: Protegen las células hepáticas del daño causado por los radicales libres y apoyan los procesos naturales de desintoxicación.

Fuentes: Frutas y verduras como los arándanos, las espinacas y los pimientos son ricos en antioxidantes.

Fibra:

Importancia: La fibra ayuda en la eliminación de toxinas a través del tracto digestivo, reduciendo así la carga sobre el hígado.

Fuentes: Los granos integrales, legumbres, frutas y verduras son excelentes fuentes de fibra.

Vitaminas del Grupo B:

Importancia: Esenciales en el proceso de metabolización de las grasas, proteínas y carbohidratos.

Fuentes: Se encuentran en alimentos como los cereales integrales, las carnes magras y los huevos.

Evitar Sustancias Nocivas

Alcohol: Uno de los mayores enemigos del hígado es el alcohol. El consumo excesivo de alcohol puede llevar a enfermedades hepáticas como la cirrosis y el hígado graso alcohólico.

Alimentos Procesados: Los alimentos ricos en azúcares refinados, grasas no saludables y conservantes pueden sobrecargar el hígado y contribuir a problemas de salud hepática.

UNA NUTRICIÓN adecuada para un hígado saludable implica una dieta rica en frutas y verduras frescas, granos integrales, proteínas magras y grasas saludables, junto con la limitación del consumo de alcohol y alimentos procesados. La evidencia científica respalda firmemente la relación entre una buena nutrición y la salud hepática. Incorporar una variedad de nutrientes esenciales, como antioxidantes, fibra y vitaminas del grupo B, juega un papel significativo en mantener y mejorar la función hepática.

ADICIONAL, la Importancia de la Hidratación

HIDRATACIÓN: Además de una nutrición adecuada, mantenerse bien hidratado es esencial para la salud del hígado. El agua ayuda en el proceso de metabolismo y desintoxicación, facilitando la eliminación de toxinas y residuos.

SUPLEMENTACIÓN Cuidadosa

SUPLEMENTOS: En algunos casos, los suplementos pueden ser beneficiosos para apoyar la salud del hígado, especialmente si la dieta no proporciona suficientes nutrientes necesarios. Sin embargo, es importante recordar que los suplementos no son un sustituto de una dieta saludable y equilibrada y deben usarse bajo la orientación de un profesional de la salud.

Alimentación Consciente y Moderación

Enfoque Moderado: Un enfoque moderado y consciente de la alimentación es clave. Evitar los extremos, ya sean dietas restrictivas o excesos, es fundamental para mantener un hígado saludable.

Escuchar al Cuerpo: Prestar atención a cómo el cuerpo responde a ciertos alimentos y ajustar la dieta en consecuencia puede ayudar a identificar lo que mejor apoya la salud hepática individual.

EN POCAS PALABRAS, la nutrición para un hígado saludable se centra en una dieta equilibrada y variada, rica en nutrientes esenciales y baja en sustancias nocivas. Combinar esto con una hidratación adecuada, un uso cuidadoso de suplementos y un enfoque consciente y moderado hacia la alimentación puede promover significativamente la salud hepática. La clave es un enfoque integral que considera todos los aspectos de la dieta y el estilo de vida, apoyando así la función óptima del hígado y, en última instancia, contribuyendo a un bienestar general mejorado.

Los 5 Alimentos más beneficiosos para el Hígado

Un enfoque clave para mantener un hígado saludable es a través de la dieta. Existen ciertos alimentos que son especialmente beneficiosos para el hígado debido a sus propiedades nutricionales. Aquí enumeramos cinco de ellos, detallando sus beneficios y cómo se pueden integrar en una dieta de ayuno intermitente.

1. Verduras de Hoja Verde

PROPIEDADES Y BENEFICIOS: Las verduras de hoja verde, como la espinaca, la col rizada y la lechuga, son ricas en antioxidantes, vitaminas y minerales. Estos nutrientes ayudan a neutralizar los metales pesados y las sustancias químicas, lo que facilita el proceso de desintoxicación del hígado.

Implementación en Ayuno Intermitente: Durante las ventanas de alimentación, incluye una gran ensalada de hojas verdes o acompaña tus comidas con una porción generosa de estas verduras.

2. Cítricos

PROPIEDADES Y BENEFICIOS: Frutas como los limones, las naranjas y las toronjas son altas en vitamina C y antioxidantes. La vitamina C ayuda a proteger las células hepáticas y facilita la desintoxicación.

Implementación en Ayuno Intermitente: Comienza tu ventana de alimentación con un vaso de agua tibia con limón. Los cítricos pueden ser también una excelente opción para los snacks o como parte de tus comidas principales.

3. Alcachofas

PROPIEDADES Y BENEFICIOS: Las alcachofas son conocidas por su capacidad para estimular la producción de bilis y mejorar la función hepática. También son ricas en fibra, lo que ayuda en la digestión y la eliminación de toxinas.

Implementación en Ayuno Intermitente: Las alcachofas pueden ser hervidas, al vapor o a la parrilla y servidas como parte de las comidas principales. También se pueden consumir como parte de ensaladas o platos acompañantes.

4. Cúrcuma

. . .

Propiedades y Beneficios: La cúrcuma, y especialmente su compuesto activo, la curcumina, tiene potentes propiedades antiinflamatorias y antioxidantes. Ayuda a proteger el hígado contra el daño y mejora su capacidad para procesar las grasas.

Implementación en Ayuno Intermitente: Agrega cúrcuma a tus sopas, guisos o currys durante tus ventanas de alimentación. También puedes beber leche dorada (una mezcla de cúrcuma, leche y otros especias) como una bebida reconfortante.

5. Té Verde

Propiedades y Beneficios: El té verde es rico en catequinas, un tipo de antioxidante que ha demostrado mejorar la función hepática y reducir la acumulación de grasa en el hígado.

Implementación en Ayuno Intermitente: Beber té verde durante tus ventanas de alimentación puede ser una excelente manera de aprovechar sus beneficios. Sin embargo, es recomendable no consumirlo en ayunas ya que puede ser irritante para el estómago vacío.

Como consejo personal, puedo decirte que Incluir estos alimentos en tu dieta puede ser una forma efectiva de apoyar la salud del hígado, especialmente cuando se combina con un régimen de ayuno intermitente. Cada uno de estos alimentos aporta una serie de beneficios que contribuyen a la función hepática óptima, desde la desintoxicación hasta la protección y reparación celular. Es importante recordar que una dieta equilibrada y variada, junto con un estilo de vida saludable, son fundamentales para mantener un hígado saludable y, en última instancia, promover el bienestar general.

7 Hábitos Dietéticos para Mejorar la Función Hepática

La función hepática puede ser significativamente influenciada por nuestros hábitos dietéticos. Adoptar ciertas prácticas alimenticias, respaldadas por evidencia científica, puede mejorar la salud del hígado. A continuación, se enumeran siete hábitos dietéticos esenciales para este propósito.

1. Mantener una Dieta Equilibrada y Nutritiva

FUNDAMENTO: Una dieta equilibrada que incluya una variedad de alimentos proporciona los nutrientes necesarios para el buen funcionamiento del hígado.

Práctica: Incluir una amplia gama de frutas, verduras, granos enteros, proteínas magras y grasas saludables en la dieta.

Evidencia Científica: Las investigaciones han demostrado que una dieta variada y rica en nutrientes puede ayudar a prevenir enfermedades como el hígado graso no alcohólico y la cirrosis.

2. Consumir Alimentos Ricos en Antioxidantes

FUNDAMENTO: Los antioxidantes protegen las células del hígado del daño causado por los radicales libres.

Práctica: Incorporar alimentos como bayas, nueces, semillas y vegetales de hojas verdes.

Evidencia Científica: Estudios han encontrado que los antioxidantes pueden reducir el estrés oxidativo y mejorar la función hepática.

. . .

3. Limitar el Consumo de Alcohol

FUNDAMENTO: El alcohol puede dañar las células hepáticas y exacerbar problemas hepáticos.

Práctica: Reducir o evitar el consumo de alcohol.

Evidencia Científica: Numerosos estudios han correlacionado el consumo excesivo de alcohol con un mayor riesgo de enfermedades hepáticas.

4. Evitar Alimentos y Bebidas Azucaradas

Fundamento: El exceso de azúcar, especialmente en forma de fructosa, está asociado con el desarrollo de hígado graso.

Práctica: Reducir el consumo de dulces, refrescos y jugos azucarados.

Evidencia Científica: Investigaciones indican que una dieta alta en azúcar puede contribuir al desarrollo de hígado graso no alcohólico.

5. Moderar el Consumo de Grasas Saturadas y Trans

FUNDAMENTO: Las grasas saturadas y trans pueden contribuir a la acumulación de grasa en el hígado.

Práctica: Limitar alimentos como carnes grasas, productos lácteos enteros y comidas rápidas.

Evidencia Científica: Estudios han mostrado una relación entre el consumo de estas grasas y el deterioro de la salud hepática.

6. Aumentar la Ingesta de Fibra

. . .

FUNDAMENTO: La fibra ayuda en la digestión y puede reducir la carga en el hígado.

Práctica: Consumir alimentos ricos en fibra como granos enteros, legumbres, frutas y verduras.

Evidencia Científica: La fibra se ha asociado con un menor riesgo de enfermedades hepáticas y mejora en la función hepática.

7. Mantener un Peso Corporal Saludable

FUNDAMENTO: El sobrepeso u obesidad incrementa el riesgo de enfermedades hepáticas, como el hígado graso no alcohólico.

Práctica: Adoptar una dieta equilibrada y realizar ejercicio regularmente para mantener un peso saludable.

Evidencia Científica: La pérdida de peso se ha demostrado efectiva en la mejora de la salud hepática en personas con hígado graso no alcohólico.

AHORA, entremos en 3 de los habitos mas relevantes y veamoslos en profundidad:

DE LOS SIETE hábitos dietéticos esenciales para mejorar la función hepática, tres de ellos son particularmente cruciales. Vamos a explorarlos más a fondo para brindar una comprensión clara y profunda.

1. Limitar el Consumo de Alcohol

POR QUÉ ES IMPORTANTE: El hígado es el principal órgano encargado de metabolizar el alcohol. El consumo excesivo de alcohol puede causar daño hepático crónico, llevando a condiciones como la cirrosis y el hígado graso alcohólico. Cuando se consume alcohol, el hígado prioriza su procesamiento y metabolización, lo que puede interrumpir otras funciones metabólicas esenciales.

EVIDENCIA CIENTÍFICA: Numerosos estudios han establecido una relación directa entre el consumo excesivo de alcohol y el desarrollo de enfermedades hepáticas. La Asociación Estadounidense para el Estudio de Enfermedades del Hígado recomienda la moderación o abstinencia completa del alcohol como una medida preventiva clave contra la enfermedad hepática alcohólica.

IMPLEMENTACIÓN PRÁCTICA: Para individuos saludables, seguir las directrices de consumo moderado de alcohol es esencial. Para aquellos en un régimen de ayuno intermitente, es importante evitar el consumo de alcohol durante las horas de ayuno, y ser conscientes de la cantidad consumida durante las ventanas de alimentación.

2. Evitar Alimentos y Bebidas Azucaradas

POR QUÉ ES IMPORTANTE: El exceso de azúcar, especialmente la fructosa, puede sobrecargar el hígado y contribuir al desarrollo de hígado graso no alcohólico. La fructosa se metaboliza directamente en el hígado, donde puede convertirse en grasa y causar inflamación.

EVIDENCIA CIENTÍFICA: Investigaciones han demostrado que una dieta alta en fructosa está asociada con un aumento en la grasa hepática y un mayor riesgo de enfermedad hepática. Limitar los azúcares añadidos es una estrategia clave en la prevención del hígado graso.

. . .

IMPLEMENTACIÓN PRÁCTICA: Durante el ayuno intermitente, es importante enfocarse en alimentos integrales y naturales durante las ventanas de alimentación, evitando refrescos, dulces y jugos azucarados. Optar por frutas enteras en lugar de jugos es una manera eficaz de controlar la ingesta de azúcar.

3. Aumentar la Ingesta de Fibra

POR QUÉ ES IMPORTANTE: La fibra juega un papel crucial en la digestión y puede ayudar a reducir la carga en el hígado. Favorece el tránsito intestinal y la eliminación regular de desechos, incluidas las toxinas que el hígado ha procesado.

EVIDENCIA CIENTÍFICA: Estudios han encontrado que una dieta rica en fibra está asociada con un menor riesgo de enfermedades hepáticas y puede mejorar la función hepática. La fibra también ayuda a regular el azúcar en la sangre y los niveles de colesterol, reduciendo así el riesgo de hígado graso.

IMPLEMENTACIÓN PRÁCTICA: Incluir una variedad de fuentes de fibra, como verduras, frutas, legumbres y granos enteros, en las comidas durante las ventanas de alimentación del ayuno intermitente. Esto no solo apoya la salud hepática sino que también contribuye a la saciedad y control del peso.

Estos tres hábitos dietéticos - limitar el consumo de alcohol, evitar alimentos y bebidas azucaradas, y aumentar la ingesta de fibra - son fundamentales para mantener un hígado saludable y mejorar su función. Implementar estos cambios en el contexto de un régimen de ayuno intermitente puede requerir planificación y moderación, pero los beneficios potenciales para la salud hepática son significativos. Recordemos que una aproximación equilibrada y sostenible es la clave para el éxito a largo plazo en la mejora de la función hepática.

12

INTEGRACIÓN DEL AYUNO INTERMITENTE Y LA LIMPIEZA HEPÁTICA

La integración del ayuno intermitente con la limpieza hepática es una estrategia que puede potenciar los beneficios para la salud del hígado. Esta combinación busca aprovechar los periodos de ayuno para maximizar la capacidad natural del hígado de regenerarse y desintoxicarse, al tiempo que se apoya con una nutrición adecuada durante las ventanas de alimentación.

Estrategias Eficaces para la Integración

Elección del Método de Ayuno Intermitente Adecuado:

OPCIONES: Métodos como el 16/8 (16 horas de ayuno y una ventana de alimentación de 8 horas) o el 5:2 (dos días de ayuno moderado a la semana) pueden ser efectivos.

Razón: Elegir un método que se adapte al estilo de vida individual y a las necesidades de salud es crucial para la sostenibilidad y la eficacia del ayuno.

Alimentación Focalizada Durante las Ventanas de Alimentación:

ENFOQUE EN ALIMENTOS que Apoyan la Salud Hepática: Incluir alimentos como verduras de hoja verde, frutas ricas en antioxidantes, granos integrales, proteínas magras y grasas saludables.

Evitar Alimentos Nocivos: Limitar o evitar el alcohol, los alimentos procesados y los azúcares refinados durante las ventanas de alimentación.

HIDRATACIÓN ADECUADA:

IMPORTANCIA: Mantenerse bien hidratado es crucial, especialmente durante los periodos de ayuno. El agua ayuda en los procesos de desintoxicación y metabolismo del hígado.

Práctica: Beber suficiente agua a lo largo del día, incluso durante las horas de ayuno.

Inclusión de Suplementos y Hierbas de Apoyo Hepático:

SUPLEMENTOS como el Cardo Mariano y la Cúrcuma: Pueden ser incluidos para apoyar la salud del hígado, pero siempre bajo supervisión médica.

Momento de Consumo: Tomarlos durante las ventanas de alimentación para maximizar la absorción y eficacia.

BENEFICIOS DE COMBINAR **Ayuno Intermitente y Limpieza Hepática**

MEJORA DE LA FUNCIÓN HEPÁTICA:

·   ·   ·

El ayuno intermitente puede ayudar a reducir la grasa hepática y mejorar la resistencia a la insulina, lo cual es beneficioso para la salud del hígado.

La nutrición focalizada durante las ventanas de alimentación apoya directamente la función hepática.

Potenciación de la Desintoxicación Natural:

Durante el ayuno, el cuerpo se inclina hacia procesos naturales de desintoxicación y reparación celular, como la autofagia.

Una dieta adecuada durante las ventanas de alimentación proporciona los nutrientes necesarios para apoyar estos procesos.

Mejora General de la Salud y el Bienestar:

La combinación de ayuno intermitente y limpieza hepática puede conducir a una mejor salud digestiva, niveles de energía más altos y un mejor manejo del peso.

La reducción de la carga tóxica y la mejora de la función hepática tienen un impacto positivo en la salud general.

Integrar el ayuno intermitente con prácticas de limpieza hepática puede ser una estrategia efectiva para mejorar la salud del hígado y el bienestar general. Es importante adoptar un enfoque personalizado y equilibrado, teniendo en cuenta las necesidades y circunstancias individuales de salud. Además, es crucial consultar con un profesional de la salud antes de realizar cambios significativos en la dieta o el estilo de vida, especialmente si existen condiciones médicas preexistentes. La clave está en la moderación, la consistencia y el enfoque holístico para obtener los máximos beneficios de esta combinación.

Combinación Segura y Efectiva

Combinación Segura y Efectiva del Ayuno Intermitente con la Limpieza Hepática

La combinación del ayuno intermitente con la limpieza hepática puede ser una estrategia poderosa para mejorar la salud del hígado, pero debe realizarse de manera segura y efectiva. Aquí se presentan tres métodos claves para integrar estas prácticas de forma beneficiosa.

1. Sincronización Adecuada entre Ayuno y Nutrición

ENFOQUE: La clave para una combinación efectiva es la correcta sincronización entre los periodos de ayuno y las ventanas de alimentación. Esta sincronización puede maximizar los beneficios del ayuno mientras se proporciona al hígado los nutrientes necesarios durante las ventanas de alimentación.

IMPLEMENTACIÓN PRÁCTICA:

DURANTE EL AYUNO: Mantener un enfoque en la hidratación. Beber agua, té de hierbas o caldos bajos en calorías puede ayudar a mantener el cuerpo hidratado sin interrumpir el estado de ayuno.

Durante las ventanas de alimentación: Consumir alimentos que apoyan la salud hepática, como verduras de hoja verde, frutas ricas en antioxidantes, granos integrales y proteínas magras.

Beneficios: Esta estrategia asegura que el hígado reciba el apoyo nutricional necesario después de un período de ayuno, optimizando la desintoxicación y la reparación celular.

2. Integración de Suplementos Hepáticos Durante las Ventanas de Alimentación

Enfoque: Utilizar suplementos que apoyen la función hepática, como el cardo mariano o la cúrcuma, pero hacerlo de manera que se alinee con las ventanas de alimentación del ayuno intermitente.

IMPLEMENTACIÓN PRÁCTICA:

TOMAR suplementos justo antes o con las comidas durante la ventana de alimentación para mejorar la absorción y eficacia.

Elegir suplementos de alta calidad y, preferentemente, bajo la recomendación de un profesional de la salud.

Beneficios: Los suplementos tomados en el momento adecuado pueden complementar la dieta y apoyar aún más la función y la desintoxicación hepática, sin comprometer los beneficios del ayuno.

3. Adaptación Gradual y Monitoreo

ENFOQUE: Comenzar con un enfoque gradual y monitorear las respuestas del cuerpo para ajustar la combinación de ayuno intermitente y limpieza hepática según sea necesario.

IMPLEMENTACIÓN PRÁCTICA:

. . .

COMENZAR con formas más leves de ayuno intermitente, como el método 12/12 (12 horas de ayuno y una ventana de alimentación de 12 horas) y observar cómo responde el cuerpo.

Ajustar gradualmente la duración del ayuno y la composición de la dieta según las necesidades y reacciones individuales.

Prestar atención a las señales del cuerpo, como los niveles de energía, la digestión y el bienestar general.

Beneficios: Este enfoque permite que el cuerpo se adapte al ayuno y a la limpieza hepática de manera progresiva, minimizando el riesgo de efectos adversos y maximizando los beneficios potenciales para la salud hepática.

INTEGRAR de manera segura y efectiva el ayuno intermitente con la limpieza hepática requiere un enfoque equilibrado que considere la sincronización, la nutrición adecuada y la adaptación gradual. Al prestar atención a las necesidades individuales y responder a las señales del cuerpo, se puede lograr un equilibrio que promueva la salud hepática y el bienestar general. Es esencial recordar que cualquier cambio significativo en la dieta o en el estilo de vida, especialmente aquellos relacionados con la salud, deben ser discutidos y supervisados por un profesional de la salud.

Planes y Recomendaciones

Planes y Recomendaciones para la Integración del Ayuno Intermitente y la Limpieza Hepática

Integrar el ayuno intermitente con la limpieza hepática requiere un enfoque cuidadoso y bien planificado. Aquí se presentan cinco planes y recomendaciones detallados para facilitar esta integración de manera efectiva y segura.

· · ·

1. Plan de Iniciación Progresiva al Ayuno Intermitente

Descripción: Comenzar con un ayuno intermitente ligero y aumentar gradualmente la duración del ayuno.

IMPLEMENTACIÓN:

SEMANA 1-2: Comenzar con un ayuno de 12 horas (por ejemplo, de 7 p.m. a 7 a.m.).

Semana 3-4: Incrementar a 14 horas de ayuno.

Semana 5 en adelante: Moverse hacia un ayuno de 16 horas, si se siente cómodo.

Beneficios: Este enfoque gradual permite que el cuerpo se adapte al ayuno intermitente, minimizando el riesgo de malestar y maximizando la tolerancia al ayuno.

2. Plan de Dieta para la Ventana de Alimentación

DESCRIPCIÓN: Centrarse en una dieta rica en nutrientes durante las ventanas de alimentación para apoyar la limpieza hepática.

IMPLEMENTACIÓN:

INCLUIR ABUNDANTES VERDURAS, especialmente de hoja verde, y frutas frescas.

Elegir proteínas magras como pescado, pollo o legumbres.

Añadir grasas saludables como aguacate, nueces y aceite de oliva.

Minimizar alimentos procesados, azúcares refinados y grasas saturadas.

Beneficios: Esta dieta proporciona los nutrientes esenciales para apoyar la función hepática y facilitar la desintoxicación.

3. Recomendaciones de Suplementación Cuidadosa

DESCRIPCIÓN: Incluir suplementos que apoyen la salud hepática de manera consciente.

IMPLEMENTACIÓN:

CONSULTAR a un profesional de la salud antes de añadir suplementos.

Considerar suplementos como el cardo mariano, la cúrcuma y el diente de león.

Tomar suplementos con las comidas durante las ventanas de alimentación para mejorar la absorción.

Beneficios: Los suplementos adecuados pueden complementar la dieta y mejorar la salud del hígado.

4. Estrategia de Hidratación Efectiva

DESCRIPCIÓN: Mantener una hidratación adecuada durante todo el día, especialmente durante los períodos de ayuno.

IMPLEMENTACIÓN:

.   .   .

BEBER SUFICIENTE AGUA a lo largo del día. Una buena regla general es beber al menos 8 vasos de agua.

Incluir infusiones de hierbas y caldos bajos en calorías durante el período de ayuno.

Beneficios: La hidratación adecuada es esencial para la función hepática y ayuda en el proceso de desintoxicación.

5. Plan de Ejercicio Regular

DESCRIPCIÓN: Integrar el ejercicio regular en la rutina para complementar los beneficios del ayuno intermitente y la limpieza hepática.

IMPLEMENTACIÓN:

INCLUIR al menos 30 minutos de actividad física moderada la mayoría de los días de la semana.

Combinar ejercicios cardiovasculares, de fuerza y flexibilidad.

Considerar el momento del ejercicio en relación con las ventanas de alimentación para maximizar la energía y la recuperación.

Beneficios: El ejercicio regular mejora la circulación y el metabolismo, apoyando la función del hígado y la eliminación de toxinas.

IMPLEMENTAR estos planes y recomendaciones puede ser una forma efectiva de integrar el ayuno intermitente con la limpieza hepática, promoviendo la salud del hígado y el bienestar general. Cada aspecto de este enfoque integral contribuye a un sistema de apoyo para la función hepática, desde la nutrición adecuada y la hidratación hasta la suplementación consciente y la actividad física regular. Recordemos que cualquier cambio significativo en la dieta o el estilo de vida debe ser considerado y, si es posible, discutido con un profesional de la salud.

13

PRECAUCIONES Y
CONTRAINDICACIONES

P recauciones y Contraindicaciones
La limpieza hepática y el ayuno intermitente son prácticas populares para mejorar la salud, pero es crucial entender que no son adecuadas para todos y pueden requerir precauciones específicas. Este capítulo proporciona una visión general de las precauciones y contraindicaciones más comunes asociadas con estas prácticas.

PRECAUCIONES Y CONTRAINDICACIONES de la Limpieza Hepática
  Condiciones Médicas Preexistentes:

INDIVIDUOS CON TRASTORNOS HEPÁTICOS, como hepatitis o cirrosis, deben abordar cualquier régimen de limpieza hepática con extremo cuidado y bajo supervisión médica.
  Personas con otros problemas de salud, como trastornos renales, enfermedades cardíacas o diabetes, también deben tener precaución.

. . .

EMBARAZO Y LACTANCIA:

LA LIMPIEZA hepática no se recomienda durante el embarazo o la lactancia, ya que los suplementos y las dietas restrictivas pueden no ser seguros para el bebé.

Medicamentos:

ALGUNOS SUPLEMENTOS utilizados en la limpieza hepática pueden interactuar con medicamentos recetados. Es esencial consultar a un médico antes de iniciar cualquier régimen de suplementos.

RIESGO DE DESNUTRICIÓN:

DIETAS EXTREMADAMENTE restrictivas o prolongadas pueden llevar a desequilibrios nutricionales y a la desnutrición.

**PRECAUCIONES Y CONTRAINDICACIONES del Ayuno Intermitente
Condiciones Médicas:**

PERSONAS CON DIABETES tipo 1 o tipo 2 deben tener cuidado, ya que el ayuno puede afectar los niveles de glucosa en sangre y la medicación.

Aquellos con un historial de trastornos alimentarios deben evitar el ayuno intermitente, ya que puede desencadenar o exacerbar estos trastornos.

Requerimientos Nutricionales Especiales:

. . .

ADOLESCENTES, personas con altas demandas energéticas y aquellos con ciertas condiciones de salud pueden requerir una ingesta nutricional constante y no deben practicar el ayuno intermitente.

EMBARAZO Y LACTANCIA:

AL IGUAL que con la limpieza hepática, el ayuno intermitente no es recomendable durante el embarazo o la lactancia debido a las necesidades nutricionales elevadas durante estos periodos.

MEDICAMENTOS:

ALGUNOS MEDICAMENTOS REQUIEREN SER TOMADOS con alimentos, lo cual puede ser incompatible con el ayuno intermitente. Consultar con un médico es crucial.

RIESGO DE HIPOGLUCEMIA:

PARA PERSONAS susceptibles a bajos niveles de azúcar en sangre, el ayuno intermitente puede aumentar el riesgo de hipoglucemia, especialmente si no se realiza correctamente.

TANTO LA LIMPIEZA hepática como el ayuno intermitente pueden ofrecer beneficios para la salud, pero es esencial abordarlos con un conocimiento completo de las posibles precauciones y contraindicaciones. La seguridad y la salud deben ser siempre la prioridad. Para aquellos con condiciones de salud preexistentes, embarazo, lactancia o en tratamiento médico, es crucial consultar a un profesional de la salud antes de iniciar cualquiera de estas prácticas. Además, es importante recordar que la moderación y el enfoque equilibrado son fundamentales; extremos en la dieta o el ayuno raramente son beneficiosos y pueden ser perjudiciales. Mantenerse informado y seguro es la mejor manera de aprovechar los potenciales beneficios de estas prácticas para la salud.

Riesgos Potenciales

Riesgos Potenciales en la Limpieza Hepática y el Ayuno Intermitente

Tanto la limpieza hepática como el ayuno intermitente pueden ofrecer beneficios, pero también conllevan riesgos potenciales. Es crucial estar consciente de estos riesgos y saber cómo mitigarlos. Aquí detallamos cinco riesgos potenciales y ofrecemos soluciones y precauciones para cada uno.

1. Desbalance Nutricional

Descripción del Riesgo: Tanto en la limpieza hepática como en el ayuno intermitente, existe el riesgo de no obtener suficientes nutrientes esenciales, lo que puede llevar a deficiencias nutricionales.

Soluciones y Precauciones:

Planifica cuidadosamente las comidas para asegurar una ingesta equilibrada de macro y micronutrientes.

NOTA: Considera la consulta con un nutricionista o dietista para crear un plan de alimentación equilibrado.

.   .   .

2. Problemas Digestivos

DESCRIPCIÓN DEL RIESGO: Cambios drásticos en la dieta o en los patrones de alimentación pueden causar problemas digestivos como estreñimiento, hinchazón o diarrea.

Soluciones y Precauciones:

Introducir cambios dietéticos gradualmente para permitir que el sistema digestivo se ajuste.

Asegurar una adecuada ingesta de fibra y mantenerse bien hidratado.

3. Efectos en el Metabolismo de la Glucosa

DESCRIPCIÓN DEL RIESGO: El ayuno intermitente puede afectar los niveles de azúcar en sangre, lo cual es una preocupación particular para personas con diabetes o resistencia a la insulina.

Soluciones y Precauciones:

Monitorea los niveles de glucosa en sangre regularmente.

NOTA: Consulta con un médico antes de comenzar un régimen de ayuno, especialmente si se tienen condiciones preexistentes relacionadas con el metabolismo de la glucosa.

4. Riesgo de Desórdenes Alimenticios

DESCRIPCIÓN DEL RIESGO: La restricción de alimentos y el ayuno pueden desencadenar o exacerbar desórdenes alimenticios en algunas personas.

Soluciones y Precauciones:

Estar atento a las señales de comportamientos alimentarios insalubres.

NOTA: Busca ayuda profesional si surgen preocupaciones sobre la relación con la comida.

5. Interacciones con Medicamentos

Descripción del Riesgo: El ayuno intermitente y algunos suplementos utilizados en la limpieza hepática pueden interactuar con ciertos medicamentos.

Soluciones y Precauciones:

Consulta con un médico o farmacéutico sobre posibles interacciones entre los medicamentos prescritos y el régimen de ayuno o suplementos.

IMPORTANTE: Ajusta la medicación o el régimen de suplementos según sea necesario bajo orientación profesional.

Conclusiones:

La adopción de prácticas de limpieza hepática y ayuno intermitente debe hacerse con cuidado, considerando los riesgos potenciales y tomando las medidas necesarias para mitigarlos. Un enfoque informado y equilibrado, que priorice la seguridad y la salud general, es esencial. La supervisión y el asesoramiento de profesionales de la salud son invaluables en este proceso, asegurando que estas prácticas se realicen de manera que apoyen y no perjudiquen la salud.

Cuándo Consultar a un Profesional

· · ·

En el contexto de la limpieza hepática y el ayuno intermitente, la consulta con un profesional de la salud no es solo una recomendación, sino a menudo una necesidad. Esta sección final del capítulo se enfoca en destacar situaciones específicas y señales que indican cuándo es esencial buscar orientación profesional.

1. Antes de Comenzar un Régimen Nuevo

Razón para Consultar: Tanto la limpieza hepática como el ayuno intermitente pueden tener impactos significativos en el cuerpo. Es crucial obtener una evaluación profesional, especialmente si se tiene una condición de salud preexistente.

Qué Esperar: Un profesional de la salud puede evaluar el estado actual de salud, revisar historiales médicos, y ofrecer orientación personalizada.

2. Si Existen Condiciones Médicas Preexistentes

Razón para Consultar: Condiciones como diabetes, enfermedades hepáticas, trastornos alimenticios, enfermedades cardíacas o problemas renales pueden complicar la práctica segura del ayuno intermitente y la limpieza hepática.

Qué Esperar: Un médico puede aconsejar sobre la seguridad de estas prácticas y realizar ajustes necesarios en los tratamientos actuales.

3. Durante el Embarazo o la Lactancia

. . .

RAZÓN PARA CONSULTAR: El embarazo y la lactancia son períodos críticos donde las necesidades nutricionales cambian drásticamente.

Qué Esperar: Un profesional puede guiar sobre cómo mantener una nutrición óptima para la madre y el bebé, y si ciertas prácticas como el ayuno intermitente son seguras.

4. Al Experimentar Efectos Secundarios Negativos

RAZÓN PARA CONSULTAR: Si se presentan síntomas como fatiga extrema, mareos, problemas digestivos o cambios significativos en el peso, es importante buscar asesoramiento médico.

Qué Esperar: Un profesional puede determinar si estos síntomas están relacionados con las prácticas de ayuno o limpieza hepática y sugerir ajustes o tratamientos.

5. Si Se Está Tomando Medicación Regular

RAZÓN PARA CONSULTAR: Algunos medicamentos pueden requerir ser tomados con alimentos o pueden interactuar con suplementos utilizados en la limpieza hepática.

Qué Esperar: Un profesional de la salud puede ofrecer consejos sobre cómo coordinar el ayuno intermitente con el régimen de medicación y revisar cualquier interacción potencial con suplementos.

6. Al Considerar Suplementos para la Limpieza Hepática

. . .

Razón para Consultar: La eficacia y seguridad de muchos suplementos pueden variar, y algunos pueden tener efectos secundarios o interactuar con medicamentos.

Qué Esperar: Un médico o un dietista/nutricionista puede recomendar suplementos seguros y efectivos basados en evidencia científica.

Consultar a un profesional de la salud antes y durante la práctica del ayuno intermitente y la limpieza hepática es crucial para garantizar que estas prácticas se realicen de manera segura y efectiva. Profesionales calificados pueden proporcionar orientación personalizada, mitigar riesgos y asegurar que estas prácticas se alineen con las necesidades y objetivos de salud individuales. Recordemos que la prevención y la cautela son fundamentales en cualquier enfoque relacionado con la salud y el bienestar.

14

CASOS DE ESTUDIO Y TESTIMONIOS

En este capítulo, exploramos casos de estudio y testimonios que ilustran cómo el ayuno intermitente y la limpieza hepática han contribuido positivamente a la salud y el bienestar de diversas personas. Estos relatos ofrecen una perspectiva práctica sobre la implementación y los resultados de estas prácticas.

1. Caso de Pérdida de Peso y Mejora en la Salud Hepática

PERFIL: Hombre de 45 años con sobrepeso y diagnóstico preliminar de hígado graso.

Práctica: Adoptó el ayuno intermitente 16/8 junto con una dieta rica en verduras, frutas y proteínas magras.

Resultado: Perdió 20 kg en 6 meses y mejoró significativamente sus marcadores hepáticos.

2. Caso de Mejora en la Energía y Bienestar General

. . .

PERFIL: Mujer de 30 años con fatiga crónica y problemas digestivos.

Práctica: Comenzó con ayuno intermitente y eliminó alimentos procesados y azúcares de su dieta.

Resultado: Reportó un aumento notable en sus niveles de energía y una mejor función digestiva después de 3 meses.

3. Caso de Reversión de Resistencia a la Insulina

PERFIL: Mujer de 55 años con prediabetes y resistencia a la insulina.

Práctica: Implementó ayuno intermitente 5:2 y ajustó su dieta para incluir más fibra y menos carbohidratos refinados.

Resultado: Mejoró su sensibilidad a la insulina y redujo su A1C en un plazo de 4 meses.

4. Caso de Mejora en Marcadores de Salud Hepática

PERFIL: Hombre de 50 años con niveles elevados de enzimas hepáticas.

Práctica: Incorporó una limpieza hepática suave con énfasis en alimentos desintoxicantes y redujo su consumo de alcohol.

Resultado: Sus pruebas hepáticas mostraron una mejora notable después de 5 meses.

5. Caso de Pérdida de Peso y Aumento de la Vitalidad

PERFIL: Mujer de 35 años con obesidad y baja energía.

Práctica: Comenzó con un régimen de ayuno intermitente 16/8 y cambió a una dieta mediterránea.

Resultado: Perdió 15 kg en 6 meses y reportó sentirse más vital y activa.

6. Caso de Recuperación de Problemas Digestivos

PERFIL: Hombre de 40 años con indigestión crónica y reflujo ácido.

Práctica: Implementó ayuno intermitente y ajustó su dieta para incluir menos alimentos irritantes y más alimentos alcalinos.

Resultado: Reportó una disminución significativa en los síntomas de reflujo y mejor digestión.

7. Caso de Mejora en la Salud General y Reducción del Estrés

PERFIL: Mujer de 28 años con estrés crónico y problemas de salud menores frecuentes.

Práctica: Inició el ayuno intermitente junto con la práctica de yoga y meditación.

Resultado: Experimentó una reducción en su nivel de estrés y una mejora en su estado de salud general.

NOTA: Estos casos de estudio y testimonios resaltan cómo el ayuno intermitente y la limpieza hepática, cuando se implementan de manera informada y consciente, pueden tener un impacto significativo en la salud y el bienestar. Si bien cada individuo es único y los resultados pueden variar, estas historias proporcionan evidencia anecdótica de los potenciales beneficios de estas prácticas. Sin embargo, es importante recordar que deben ser adaptadas a las circunstancias individuales y siempre es recomendable buscar la guía de un profesional de la salud antes de iniciar cambios significativos en la dieta o el estilo de vida.

Análisis de los Casos mas relevantes

Desarrollo Extendido de Casos de Estudio Seleccionados

Vamos a profundizar en cuatro de los casos mencionados anteriormente, explorando con más detalle las estrategias y cambios específicos que ayudaron a estas personas a lograr sus objetivos de salud.

Caso 1: Pérdida de Peso y Mejora en la Salud Hepática

Perfil: Hombre de 45 años con sobrepeso y hígado graso.

Estrategias Implementadas:

Ayuno Intermitente 16/8: Ayunaba durante 16 horas al día, lo que limitaba su ingesta de alimentos a una ventana de 8 horas. Este enfoque redujo su ingesta calórica total y mejoró su sensibilidad a la insulina.

Dieta Nutritiva: Cambió a una dieta rica en vegetales, frutas, proteínas magras y grasas saludables. Evitó alimentos procesados, azúcares refinados y redujo significativamente el consumo de alcohol.

Resultado: La combinación de ayuno intermitente con una dieta saludable llevó a una pérdida de peso sostenida de 20 kg en 6 meses. Además, los exámenes mostraron mejoras significativas en sus marcadores hepáticos, indicando una reducción del hígado graso.

Caso 2: Mejora en la Energía y Bienestar General

. . .

PERFIL: Mujer de 30 años con fatiga crónica y problemas digestivos.

Estrategias Implementadas:

Ayuno Intermitente Moderado: Empleó un método menos riguroso de ayuno intermitente, optando por un ayuno de 14 horas. Esto fue suficiente para mejorar su digestión sin causar estrés adicional a su cuerpo.

Dieta Limpia y Equilibrada: Eliminó alimentos procesados y azúcares, centrando su dieta en alimentos integrales, lo que ayudó a mejorar su función digestiva y reducir la inflamación.

Resultado: Reportó un aumento notable en sus niveles de energía y una mejoría en su función digestiva después de 3 meses, lo que le permitió llevar un estilo de vida más activo y satisfactorio.

CASO 3: Reversión de Resistencia a la Insulina

PERFIL: Mujer de 55 años con prediabetes y resistencia a la insulina.

Estrategias Implementadas:

Ayuno Intermitente 5:2: Dos días a la semana, limitaba su ingesta calórica a aproximadamente 500-600 calorías, lo que mejoró su sensibilidad a la insulina.

Cambios en la Dieta: Se concentró en una dieta rica en fibra y baja en carbohidratos refinados. Incluyó más verduras, frutas y granos enteros en su alimentación.

Resultado: Mejoró su sensibilidad a la insulina y redujo su A1C en un plazo de 4 meses, lo que disminuyó su riesgo de desarrollar diabetes tipo 2.

CASO 4: Mejora en Marcadores de Salud Hepática

. . .

Perfil: Hombre de 50 años con niveles elevados de enzimas hepáticas.

Estrategias Implementadas:

Dieta para la Salud Hepática: Introdujo alimentos conocidos por sus beneficios hepáticos, como el brócoli, las almendras y las espinacas, y redujo su consumo de alcohol.

Suplementación Cuidadosa: Tomó suplementos de cardo mariano y diente de león, conocidos por sus propiedades hepatoprotectoras.

Resultado: Tras 5 meses, las pruebas hepáticas mostraron una mejora notable, indicando una mejor salud hepática.

Estos casos destacan cómo la adopción de estrategias específicas de ayuno intermitente y cambios dietéticos, adaptados a las necesidades y condiciones individuales, pueden llevar a mejoras significativas en la salud y el bienestar. Es crucial recordar que cada individuo es único, y lo que funciona para uno puede no ser aplicable para otro. Por lo tanto, siempre se recomienda la consulta con un profesional de la salud antes de realizar cambios sustanciales en la dieta o el estilo de vida.

15

CONCLUSIÓN Y MOTIVACIÓN PARA UN CAMINO HACIA LA SALUD

Resumen de los Puntos Clave del Libro

¡Has recorrido un camino increíble a lo largo de este libro! Hemos cubierto temas esenciales que son cruciales para tu viaje hacia una vida más saludable. Aquí tienes un resumen de lo que hemos aprendido juntos:

FUNDAMENTOS DEL AYUNO INTERMITENTE: Descubrimos cómo esta práctica no solo es efectiva para la pérdida de peso, sino también para mejorar la función metabólica y aumentar la longevidad.

LIMPIEZA HEPÁTICA Y SU IMPORTANCIA: Aprendimos sobre el papel vital del hígado en nuestra salud y cómo podemos apoyar su funcionamiento óptimo.

. . .

Nutrición para un Hígado Saludable: Identificamos alimentos y hábitos que nutren y protegen nuestro hígado, desde verduras de hoja verde hasta la reducción del consumo de alcohol.

Integración del Ayuno Intermitente con la Limpieza Hepática: Vimos cómo combinar estas dos estrategias puede amplificar sus beneficios para nuestra salud.

Precauciones y Contraindicaciones: Discutimos la importancia de abordar estas prácticas con cuidado, especialmente si tienes condiciones médicas preexistentes o necesidades dietéticas específicas.

Para finalizar

Ahora, quiero que te tomes un momento para reflexionar sobre lo lejos que has llegado. Este viaje de aprendizaje no es solo sobre cambiar lo que comes o cuándo comes; es un viaje hacia un mayor respeto y cuidado por tu cuerpo y tu bienestar. Recuerda, cada pequeño paso que das es una victoria en sí misma. No importa si estás al principio de tu viaje o ya has recorrido un largo camino, lo que realmente importa es que estás haciendo un esfuerzo consciente para mejorar.

Quizás te sientas abrumado a veces, y está bien. Cambiar hábitos y adoptar nuevos estilos de vida no es fácil, pero recuerda por qué empezaste. Piensa en la energía renovada, la salud mejorada, y la satisfacción de cuidar de ti mismo. Estás invirtiendo en la persona más importante de tu vida: ¡tú mismo!

. . .

No tienes que ser perfecto. Habrá días en los que te desvíes del camino, y eso también está bien. Lo importante es que no te rindas. Cada día es una nueva oportunidad para hacer elecciones saludables. Y no estás solo en esto. Siempre hay apoyo disponible, ya sea de amigos, familiares o profesionales de la salud.

Imagina tu vida en un año, cinco años, diez años si continúas por este camino. Piensa en todo lo que podrás hacer con más energía, en cómo te sentirás al estar más sano y en todo el conocimiento que tendrás para tomar decisiones informadas sobre tu salud. Eres capaz de lograr cambios increíbles, y todo comienza con creer en ti mismo y dar ese primer paso.

Así que respira hondo, sonríe y prepárate para continuar tu viaje hacia una vida más saludable y feliz. ¡Tú puedes hacerlo!

Perspectivas Futuras en la Nutrición y la Salud

Al mirar hacia el futuro de la nutrición y la salud, nos encontramos en un emocionante punto de inflexión. Con los avances en la ciencia y un mayor enfoque en el bienestar integral, el camino que se avecina está lleno de posibilidades y promesas. Aquí exploramos cómo podrían evolucionar estas áreas y qué podrías esperar en los años venideros.

Avances en la Personalización de la Nutrición

Nutrición Basada en la Genética: En el futuro, la nutrición personalizada se volverá más prevalente. La genómica nutricional, que examina cómo los genes afectan la respuesta a los alimentos, puede ofrecer dietas personalizadas que optimicen tu salud.

Tecnología y Nutrición: Los avances tecnológicos permitirán un seguimiento más preciso de la ingesta y la respuesta nutricional. Las aplicaciones y dispositivos portátiles podrán proporcionar recomendaciones personalizadas en tiempo real.

Enfoque en la Salud Intestinal y su Impacto Global

Microbioma como Foco Central: El microbioma intestinal, crucial para la salud general, será un área de interés intensificado. La investigación se centrará en cómo la dieta afecta el microbioma y, a su vez, nuestra salud general y riesgo de enfermedades.

Alimentos Probióticos y Prebióticos: La popularidad y variedad de alimentos diseñados para mejorar la salud intestinal crecerán, ofreciendo opciones más diversificadas para apoyar un microbioma saludable.

Sostenibilidad y Salud

Dietas Sostenibles: Habrá un enfoque creciente en la sostenibilidad en la nutrición. Las dietas que no solo son saludables para los individuos sino también para el planeta, como las que priorizan los alimentos de origen vegetal, ganarán más atención.

Conciencia sobre el Origen de los Alimentos: La trazabilidad y la transparencia en la cadena alimentaria se convertirán en factores más importantes, impulsando un cambio hacia prácticas de producción de alimentos más éticas y sostenibles.

· · ·

Innovaciones en el Tratamiento y Prevención de Enfermedades

Nutrición en la Medicina Preventiva: La nutrición jugará un papel aún más crítico en la prevención de enfermedades. Un enfoque más holístico de la salud incluirá la nutrición como un pilar fundamental en la prevención y manejo de enfermedades crónicas.

Alimentos Funcionales: El desarrollo de alimentos funcionales, diseñados no solo para nutrir sino también para prevenir enfermedades o mejorar ciertas funciones corporales, se acelerará.

Educación y Conciencia en Nutrición

Mayor Acceso a la Información: La educación en nutrición será más accesible gracias a los medios digitales. Esto empoderará a las personas para tomar decisiones informadas sobre su alimentación y salud.

Enfoque Integral en la Salud: La interconexión entre la mente, el cuerpo y la dieta será un tema predominante. Un enfoque más integrador de la salud se centrará en cómo la nutrición influye en el bienestar físico, mental y emocional.

Conclusión final

Mirando hacia el futuro, podemos esperar un enfoque de salud y nutrición más personalizado, sostenible e integrador. Con la ciencia y la tecnología avanzando rápidamente, el poder para optimizar nuestra salud y bienestar está al alcance. Estos cambios no solo mejorarán la calidad de vida individual, sino que también tendrán un impacto positivo en la salud pública y el medio ambiente.

· · ·

EL FUTURO de la nutrición y la salud es brillante y prometedor, y cada uno de nosotros tiene un papel crucial en moldearlo. ¡**Prepárate para ser parte de esta emocionante evolución hacia un mundo más saludable y consciente!**

BONUS: GUÍA DE 30 DÍAS PARA APLICAR EL AYUNO INTERMITENTE CON ÉXITO

Guía de 30 Días para Aplicar el Ayuno Intermitente con Éxito

Esta guía de 30 días está diseñada para ayudarte a implementar el ayuno intermitente (AI) en tu vida diaria, aplicando los conceptos y estrategias discutidos en el libro. Cada semana se enfocará en un aspecto diferente del AI, asegurando una transición suave y efectiva hacia esta práctica.

Semana 1: Introducción y Preparación

Objetivo: Familiarizarte con los principios básicos del Ayuno Intermitente y preparar tu cuerpo y mente para el cambio.

Días 1-4: Investigación y Planificación

Investiga los diferentes métodos de Ayuno (16/8, 5/2, etc.) y decide cuál se adapta mejor a tu estilo de vida.

Planifica tus comidas para la semana. Incluye proteínas magras, carbohidratos complejos y grasas saludables.

Prepara tu entorno eliminando tentaciones y comprando alimentos saludables.

Días 5-7: Inicio Gradual

Comienza con un método de Ayuno Intermitente menos estricto, como el 12/12, para permitir que tu cuerpo se adapte.

Monitorea cómo te sientes. Es normal experimentar algo de hambre, pero no debes sentirte débil o enfermo.

Semana 2: Implementación Completa

Objetivo: Implementar completamente el método de Ayuno elegido y comenzar a integrar un régimen de ejercicios suave.

Días 8-14: Ayuno y Ejercicio

Continúa con el método de AI seleccionado, ajustando según sea necesario.

Introduce ejercicios de baja intensidad como caminatas, yoga o ciclismo ligero.

Enfócate en la hidratación, especialmente durante las horas de ayuno.

Semana 3: Optimización y Ajuste

Objetivo: Optimizar tu enfoque de Ayuno Intermitente y ajustar tu dieta y ejercicio según tus experiencias y objetivos.

Días 15-21: Ajustes y Mejoras

Evalúa tu progreso. Si te sientes bien, considera ajustar tu ventana de ayuno o intensificar tus ejercicios.

Experimenta con diferentes tipos de alimentos en tus ventanas de alimentación para ver qué te funciona mejor.

Mantén un diario de alimentos y sensaciones para seguir tu progreso y hacer ajustes informados.

Semana 4: Consolidación y Planificación a Largo Plazo

Objetivo: Consolidar tus hábitos de Ayuno y planificar para el futuro, asegurando la sostenibilidad a largo plazo.

Días 22-30: Establecimiento y Planificación

Establece un horario regular de ayuno y comidas que puedas mantener a largo plazo.

Incorpora una variedad de ejercicios, incluyendo entrenamiento de fuerza, para mejorar la quema de grasa y el desarrollo muscular.

Planifica para desafíos futuros, como eventos sociales o días de alto estrés, y cómo manejarlos sin desviarte de tu plan de Ayuno Intermitente.

Consejos Generales:

Escucha a tu cuerpo: Si te sientes mal o experimentas efectos secundarios negativos, ajusta tu plan de Ayuno o consulta a un profesional de la salud.

Sé flexible y paciente: El Ayuno Intermitente es un cambio de estilo de vida, y puede llevar tiempo acostumbrarse.

Busca apoyo: Comparte tus experiencias con amigos, familiares o grupos en línea que practiquen el Ayuno Intermitente.

Al finalizar estos 30 días, deberías tener una buena comprensión de cómo funciona el Ayuno Intermitente para ti y cómo puedes continuar con esta práctica de manera efectiva y saludable. Recuerda, el Ayuno Intermitente no es una solución rápida, sino un cambio de estilo de vida que puede ofrecer numerosos beneficios si se practica correctamente y de manera sostenible.

www.ingramcontent.com/pod-product-compliance
Lightning Source LLC
Chambersburg PA
CBHW022055020426
42335CB00012B/694